EL ABC DE LAS ALERGIAS

Dr. Jaime Sosa

@elalergólogo®

EL ABC DE LAS ALERGIAS

¡No todo lo que pica
es alergia!

VERGARA

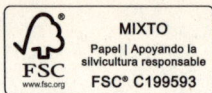

Penguin
Random House
Grupo Editorial

Título original: *El ABC de las alergias*
Primera edición: abril, 2025

© 2025, Jaime Sosa
© 2025, Penguin Random House Grupo Editorial, S. A. S.
Carrera 7ª No.75-51. Piso 7, Bogotá, D. C., Colombia
PBX: (57-601) 743-0700

Diseño de cubierta: Penguin Random House Grupo Editorial / Lorena Calderón Suárez
Fotografía de cubierta: © Hernán Puentes / TZL
Créditos imágenes: p. 51: © Guzaliia Filimonova y © Bulgakova Kristina, Getty Images, p. 53: © Guzaliia Filimonova, Getty Images, pp. 55 y 216: © brgfx / Freepik, p. 69: © Alena Igdeeva, Getty Images, p. 76: © Laguna Design, Getty Images, p. 79: © sergnewa y © user1558154 / Freepik, p. 216 (fotografía): © ripato / freepik, p. 86: © ttsz, Getty Images, p. 87: © blueringmedia, Getty Images, p. 89: © Sebastian Kaulitzki, Getty Images, p. 108: ©Artco y © Obaba, Getty Images, p. 110: © Barks_japan, Getty Images, p. 117: © Science Photo Library, Getty Images, pp. 54, 60, 77, 109, 118, 121, 125, 139 140, 142, 143, 153: Una tinta medios

Impreso en Colombia-*Printed in Colombia*

ISBN: 978-628-7640-24-5

Impreso por Editorial Nomos, S.A.

CONTENIDO

@elalergólogo®

¡Hola a todos! Me presento, mi nombre es Jaime Andrés Sosa Moreno. Soy médico y cirujano egresado de la Universidad CES, especialista en Alergología Clínica de la Universidad de Antioquia; ambas en Medellín, Colombia, y experto en Asma Grave de la Universidad CEU San Pablo, España; tras años de experiencia clínica, decidí escribir este libro que hoy comparto con ustedes.

Esta iniciativa nació de un profundo deseo de difundir una especialidad muy nueva en muchos países de Latinoamérica (menos de dos décadas) a más personas, más allá de la consulta médica, y educar a la comunidad sobre temas fundamentales relacionados con las alergias, derribando mitos y generando contenido de valor basado en la evidencia científica.

Muchos me conocen como "El Alergólogo", por mi cuenta de Instagram @elalergologo, que ha sido una herramienta fundamental de difusión de información científica y educación para todo el mundo. Allí comparto datos útiles, respondo preguntas y aclaro mitos sobre las alergias, pero me di cuenta de que necesitaba algo más extenso y profundo, un recurso que no solo explique lo básico, sino que también les permita a las personas comprender sus propias condiciones y cómo manejarlas de manera efectiva.

Este libro es mi forma de ampliar ese esfuerzo. No solo busco compartir conocimientos, sino también empoderar a cada lector para que tenga un rol activo en su salud. Las alergias pueden parecer complicadas, pero con la información adecuada pueden ser manejables. Mi esperanza es que este libro se convierta en una herramienta útil y accesible para todos. He tratado de hacerlo de la forma más sencilla posible, ¡y créanme que no ha sido fácil, dado el lenguaje técnico y complejo que se usa en alergología! Pero he dado lo mejor de mí y espero que lo haya logrado.

Gracias por acompañarme en este viaje de aprendizaje y salud. ¡Vamos juntos a entender y a superar las alergias de una manera fácil y sencilla para todos!

1

INTRODUCCIÓN A LAS ALERGIAS

¿QUÉ ES UNA ALERGIA?

Creo que deberíamos empezar este libro desde cero, con la pregunta del millón: ¿qué es una alergia? Se van a dar cuenta de que, aunque parece muy sencillo responderla, en realidad no lo es, pues todos tenemos diferentes conceptos de lo que es en realidad una alergia.

Creemos que alergia es un estornudo, o tener piquiña en la piel, o tener una reacción de dermatitis; pero esos son solo síntomas que pueden ser manifestaciones de muchas enfermedades, no solo de las alergias.

Señoras y señores, ustedes no se imaginan lo que pasa cuando a mi consulta viene un paciente y me dice, "es que tengo una alergia, sobre todo en las noches", y sigue hablando mientras yo no puedo concentrarme. Mi cabeza se enloquece de inmediato y piensa, "¿qué será?", y comienza el mundo de posibilidades: alergia alimentaria, rinitis alérgica, conjuntivitis alérgica, asma alérgica, alergia a medicamentos, dermatitis de contacto... hasta que, de repente, ese mismo paciente me dice, "y la alergia no me deja dormir", "y la alergia me causa tales cosas", "y esta alergia es lo peor" (obviamente todos sabemos que, sea cual sea la alergia, ¡es lo peor!), pero hasta ahí yo no sé absolutamente nada, dado que el término *alergia* hace referencia únicamente a una reacción de nuestro sistema inmune, pero no especifica cómo, cuándo ni dónde.

En ese momento me rio con el paciente y le digo, "venga, defíname por favor para usted qué es una alergia". Y ahí es cuando se hace la magia y todo cobra sentido, pues por fin entiendo qué es una alergia para ese paciente, lo cual, como entenderán, es una cosa diferente para cada persona.

Pregunta abierta, ¿qué es lo primero que se les viene a la cabeza con la palabra *alergia*? Posiblemente sea piquiña nasal asociada a estornudos, o de pronto un brote en la piel con mucha piquiña. Sin embargo, para otros eso no es una alergia.

Por eso creo que debería empezar este libro con la definición de qué es una alergia, para que todos hablemos y entendamos un mismo idioma, y sepamos que esto va más allá de un "me pica". Esto es clave, pues cada que nos pica la nariz o tenemos un brote en la piel decimos que tenemos una alergia, y esto no es del todo cierto. Ya les voy a explicar por qué.

Una alergia es nada más y nada menos que una reacción que genera nuestro sistema inmune, de forma exagerada, ante un estímulo inofensivo, es decir, que al resto de la población no le genera ningún síntoma, y este estímulo se denomina "alérgeno".

Fin, se acabó el libro. Los que aprendieron esto, se graduaron.

Mentira.

Pero ya sabemos que una alergia, sea cual sea, es una reacción exagerada de nuestro sistema inmunológico a algo que no debería causar síntomas.

Los alérgicos somos (también hago parte de este selecto y exclusivo grupo) especiales y tenemos un sistema inmune algo diferente al de la población "normal", dado que contamos con una condición denominada atopia, que es una predisposición genética personal y/o familiar que hace a nuestro sistema inmune intolerante e hiperreactivo frente a estímulos que, por lo general, no deberían causar síntomas. *Voilà*: esto es lo que nos hace alérgicos.

La palabra *alergia* hace referencia a un mecanismo inmunológico, mas no a una enfermedad específica como la rinitis alérgica o la alergia alimentaria. Entonces, cuando hablamos de alergia nos referimos a un sinnúmero de reacciones que no solamente comprometen un sistema de nuestro cuerpo, sino que pueden comprometer varios al mismo tiempo: ojos, nariz, pulmón, tracto gastrointestinal, piel, entre otros.

En este libro aprenderemos a reconocer cuáles son esas alergias principales, sus síntomas y algunas medidas generales que pueden ayudar a mejorar los síntomas. Recuerden que este libro se hace con fines educativos e informativos y en ningún momento reemplaza una consulta médica ni es una indicación médica.

La alergología, para los que no saben, es la especialidad médica encargada del estudio, diagnóstico y tratamiento de la enfermedad alérgica en general, y aunque cuenta con muchos años de trayectoria en el mundo —con más de setenta años en España y Estados Unidos—, es relativamente nueva en Colombia y en Latinoamérica, pues en algunos países no tiene más de un par de décadas. Así pues, es una especialidad poco conocida, por lo que ya se podrán imaginar toda la desinformación que existe al respecto y los mitos que surgen de la enfermedad alérgica, los cuales trataremos en un capítulo más adelante (pero, si no se aguantan, pueden ir al capítulo 6).

Debido a lo anterior, me he encontrado con un bache gigante en el conocimiento de estos temas, incluso en el gremio médico, por lo que me he puesto en la tarea de difundir y educar desde la evidencia científica, tratando de explicar de forma didáctica y entretenida todo lo relacionado con la alergología, ¡y aquí estamos!

¿Qué hay que hacer para ser alergólogo? Esta es una pregunta que me hacen con mucha frecuencia. Esto depende del país de estudio, dado que todos tienen regulaciones diferentes en formación. Primero se debe estudiar la carrera de Medicina, que tiene una duración aproximada de siete años; luego de esto, según el país, se debe hacer una primera especialidad en Medicina Interna o Pediatría (tres años adicionales) y más adelante una segunda especialidad en Alergología (dos años adicionales). En algunos países se encuentra también como única especialidad que toma de tres a cuatro años. Como ven, es un largo pero maravilloso camino.

Pero, ahora sí, entremos en materia. A pesar de mi intento por simplificar al máximo el vocabulario, puede haber algunas palabras técnicas y nombres irremplazables, así que, si en algún momento les surge alguna duda, se pueden dirigir al Alergo-glosario al final del libro, donde encontrarán esos términos explicados de una forma más sencilla para su comprensión.

¿POR QUÉ SE PRODUCEN LAS ALERGIAS?

Ojalá esta fuera una respuesta de un renglón y tuviera respuesta de única escogencia, pues nos ahorraría demasiadas complicaciones. Es un interrogante complejo que tiene mil razones, pero les voy a explicar las teorías más estudiadas.

Empecemos por lo que, para muchos autores, y para mí, es definitivo y más importante que lo demás: la atopia. Esta se puede traducir en frases que oímos todos los días, "es que es igual de alérgico a la mamá", "¿cómo más iba a salir mi hijo/hija con esta alergia mía?", o esta, que muchos de los que están leyendo este libro han dicho en alguna ocasión —y no falla, se los aseguro—: "es que yo soy alérgico/a a todo". Ya les voy a explicar finalmente qué significa atopia, calma.

La atopia es la predisposición genética a ser alérgico/a, y se puede entender mejor en el siguiente ejemplo. Respirar una célula de caspa de perro o gato no tiene en realidad ninguna implicación clínica, ni le va a hacer ningún daño a nuestro cuerpo (obviamente a los no alérgicos); el sistema inmune debería detectarla y dejarla pasar sin más, pero es aquí donde se complica la cosa para nosotros los alérgicos, porque ya sabemos que eso que "debería pasar" no va a suceder.

Como nuestro sistema inmune es diferente al de un paciente sin alergia, con cualquier cosita se enloquece y dice, "por aquí no pasa nadie", y de inmediato genera alergia. Espero que se estén preguntando: ¿alergia? ¿Cuál de todas? Si es así, vamos bien, pues asumo que ya todos saben que alergia significa únicamente una reacción inmunológica exagerada, pero que podría ser de mil tipos y generar mil diferentes manifestaciones.

Entonces, más arriba podríamos cambiar el "y de inmediato genera alergia" por un: "y de inmediato genera rinitis alérgica o asma alérgica", para ser específicos sobre qué es lo que estamos teniendo.

Retomo: respiramos una célula de caspa de perro o gato y nuestro sistema inmune enloquece y dice, "por aquí no pasa nadie", y entonces comienza una respuesta inmune inadecuada y exagerada, que puede ir desde algo tan leve como una ronchita en el sitio de contacto (lo cual se denominaría urticaria de contacto) o la aparición de síntomas de rinitis o asma alérgica, hasta una reacción anafiláctica, que es una reacción alérgica potencialmente mortal (se las explicaré en detalle en el capítulo 4).

Asumo que ya resolvieron la creencia falsa de "es que tienes alergia porque tienes las defensas bajitas" o "ya que tienes alergia, tómate esto o aquello para subir las defensas", o "es que le falta crear defensas para superar esa alergia", o tal vez, "es que tiene un sistema inmune débil". Pues no. Yo diría que, de hecho, es todo lo contrario: tenemos un sistema inmune bien exagerado y, por ende, patológico, que se encarga de generar la alergia, y esto, lamentablemente, tampoco es bueno —para ustedes, porque gracias a eso yo estoy escribiendo este libro (perdón)—.

La alergia es una enfermedad multifactorial, que en medicina quiere decir que se produce por muchísimas causas diferentes —puede que este sea un término inventado para cuando no se sabe por qué suceden las cosas, pero no le digamos a nadie—. Es decir que la alergia pasa por muchísimos motivos y no tiene una única razón de ser, ni se puede determinar la causalidad con un único suceso en la vida.

¿Y QUÉ DETERMINA QUE EL PACIENTE GENERE UNA ALERGIA?

Estas son las causas más estudiadas y descritas:

ATOPIA

Recuerden que es una predisposición genética a "generar alergia". En el día a día es un término que se usa indistintamente para denominar al paciente con dermatitis atópica (patología cutánea que les explicaré más adelante), lo cual es incorrecto: una cosa es la atopia y otra cosa es la dermatitis atópica.

¿Les suena que sus padres, primos, hermanos, o bien sus hijos tengan alergias? ¡Con razón! Acá entra la atopia a jugar un papel fundamental en el desarrollo de la alergia, dado que la genética no miente. Cuando decimos "es igual a la mamá o a el papá" no solo nos estamos refiriendo a la parte física o al color de los ojos o del pelo, sino también a su carga genética.

La genética casi nunca falla. Si se preguntan de dónde viene su alergia, posiblemente encuentren a un familiar en primer o segundo grado con los mismos síntomas. Y es importante aclarar que lo que se hereda es esto, una predisposición a tener alergia, y no se hereda la alergia como tal. Esto quiere decir que, si mi madre o padre tienen "x" o "y" alergia, por decir algo, alergia a los pescados, yo NO heredo la alergia a los pescados propiamente dicha, sino una predisposición a tener cualquier alergia, así que yo podría tener más riesgo de tener, por ejemplo, rinitis alérgica. Pero también puede suceder lo contrario, que nadie en sus familias tenga alergias y ustedes sean los primeros afortunados, lo que nos dice una vez más que hay múltiples factores diferentes a la genética que intervienen en el desarrollo de la enfermedad alérgica.

VÍA DEL PARTO

¿Naciste en una autopista o en una calle principal? Por Dios, ¡no! Esto se refiere a si fue por parto vaginal o por cesárea.

Se los explico mejor. Cómo les parece que una parte vital para el desarrollo y buen funcionamiento de muchos de los sistemas de nuestro cuerpo, y que ha tomado mucha importancia en materia de investigación y estudio en las últimas décadas, aunque no lo crean, es la microbiota, que es la diversidad infinita de microorganismos que habita en todo nuestro cuerpo. Sí, en *todo*, de pies a cabeza, por dentro y por fuera.

Estamos llenos de microorganismos y no se imaginan cuántos son; están en nuestra piel, nuestras mucosas, nuestro tracto gastrointestinal, ¡y en todas partes! Compartimos nuestro cuerpo con miles de millones de microorganismos.

Para darles un ejemplo que los dejará con la boca abierta, tenemos más ADN (ácido desoxirribonucleico o información genética) de microorganismos que de nuestras propias células. *Wow*, sí, lo sé. Para que dimensionen cómo pinta la cosa, una sola célula de nuestro cuerpo, con su material genético extendido en línea recta, podría medir hasta dos metros. Ahora, imagínense que los microorganismos que habitan en todo nuestro ser superan en número a las células que conforman nuestro cuerpo, y aunque estos tienen menos información genética que las células de nuestro cuerpo, aun así, se le podría dar la vuelta al mundo varias veces con ese material genético que es diferente al nuestro y que habita en nuestro ser.

Pero vamos al grano. Lo que sucede con un parto por cesárea es que es un parto estéril. Y sí, estéril quiere decir sin contaminación bacteriana, sin gérmenes, sin exposición a microorganismos (digamos esto para efectos prácticos, aunque ya hay estudios que sugieren que también hay presencia de microbiota en el espacio dentro del útero).

Este espacio de aislamiento microbiano sucede porque el feto se encuentra recubierto de una membrana especial, que se denomina membrana amniótica, y flota plácidamente allí, en el líquido amniótico. Este es un ultrafiltrado perfecto, estéril y libre de bacterias y gérmenes que proviene de unas células especiales del corion de la placenta; este líquido amniótico es tragado por el feto con libertad, y pasa por el tracto gastrointestinal (aún no colonizado por microbiota).

Se ha estudiado ampliamente cómo la microbiota intestinal regula las respuestas inmunitarias y ayuda a diferenciar entre microorganismos patógenos (malignos) y microorganismos inofensivos (benignos). En ese sentido, también tiene un papel muy importante en el desarrollo de alergias, dado que hay evidencia que demuestra que algunos productos químicos o metabolitos generados por la microbiota intestinal ayudan a generar tolerancia inmunológica, lo cual quiere decir que anulan una posible respuesta alérgica cuando nos exponemos a ciertos tipos de alérgenos alimentarios, o, por el contrario, cuando hay desorden en la microbiota (disbiosis) también se podría aumentar el riesgo de alergias o intolerancias. La prevención de alergias partiendo del estudio de la microbiota podría ser un punto para desarrollar en investigación en los próximos años.

La microbiota intestinal también es clave en la protección contra microorganismos dañinos, llamados patógenos, pues compite con estos por nutrientes y espacio para vivir en el intestino; así pues, mientras más microorganismos benignos existan, menor alimento y espacio para habitar habrá para microorganismos dañinos; además, los microorganismos benignos tienen la capacidad de producir sustancias antimicrobianas (como si fueran antibióticos) que disminuyen el crecimiento de estos microorganismos dañinos o patógenos. Asimismo, la flora intestinal saludable contribuye al mantenimiento de la barrera mucosa intestinal al evitar el aumento de la permeabilidad intestinal, lo que impide que bacterias y toxinas pasen al torrente sanguíneo; de esta forma, protege el funcionamiento del tracto gastrointestinal. Hablaremos mucho más a fondo de la microbiota en el capítulo 2.

Entonces, cuando el bebé cruza por el canal del parto por vía vaginal, queda colonizado por millones de microorganismos, pues ingiere todos los que se encuentran en este canal. Esta microbiota entra a su intestino y empieza a constituir su microbiota intestinal, que puede llegar a ser la más importante del cuerpo (recordemos que también tenemos en la piel, en las mucosas, entre otras), debido a que cumple muchísimos papeles inmunológicos, ¡no saben cuántos!, que van desde el desarrollo o la protección de enfermedades autoinmunes hasta el desarrollo o la protección de enfermedades alérgicas.

Ahora bien, en un parto por cesárea, el bebé nace en un entorno estéril, libre de gérmenes y microorganismos, por lo que la microbiota será completamente diferente a la del bebé que nace por parto vaginal, y por esto hay estudios que sugieren que las personas nacidas por cesárea pueden tener mayor riesgo de desarrollar cualquier tipo de alergia. **Pero ojo: no**

estoy satanizando esta vía de parto, que salva vidas y puede ser completamente necesaria e indicada en millones de casos a nivel mundial. Simplemente estoy compartiéndoles datos científicos sobre la asociación entre el parto por cesárea y el desarrollo de alergias. Y tampoco piensen, mamás, que, si sus hijos nacieron por cesárea, esto quiere decir que van a ser alérgicos. No; recuerden que la alergia es MULTIFACTORIAL, así que una persona que nació por cesárea puede no llegar a desarrollar ninguna alergia en su vida.

ANTIBIÓTICOS QUE SE USAN EN LA MADRE DURANTE EL PARTO O EN EL BEBÉ EN DÍAS POSTERIORES AL NACIMIENTO

La explicación es similar a la anterior. Los antibióticos modifican la microbiota y esto puede aumentar el riesgo de desarrollo de enfermedades alérgicas. **Ojo: esto no quiere decir que los antibióticos sean malos y no deban usarse porque producen alergia. NO.** Los antibióticos salvan vidas y son uno de los avances modernos de la ciencia más importantes del mundo cuando se usan de forma correcta, prescrita y precisa.

Sin embargo, sí es verdad que el uso indiscriminado de antibióticos aumenta el riesgo de desarrollar alergias por varias razones relacionadas con el impacto que estos medicamentos tienen sobre la microbiota y el sistema inmunológico. El uso de antibióticos de forma auto recetada e inadecuada en los primeros años de vida, cuando el sistema inmunológico y la microbiota aún están en desarrollo, es particularmente dañino. Durante esta fase crítica, la exposición excesiva a estos medicamentos puede impedir el correcto desarrollo de la tolerancia inmunológica, lo que puede aumentar significativamente el riesgo de alergias en la infancia y en etapas posteriores.

Los antibióticos no solo eliminan las bacterias dañinas que causan infecciones, sino también las bacterias beneficiosas de la microbiota intestinal. Esta pérdida de diversidad microbiana (disbiosis) tiene un impacto negativo sobre la función inmunológica por todos los mecanismos que les he explicado anteriormente.

> ### 🔖 Tip salvavidas
>
> Los antibióticos son medicamentos salvavidas, pero su uso indiscriminado se ha vuelto un problema de salud pública en las últimas décadas. ¿Cuántos de ustedes se han auto recetado una azitromicina para una gripa? ¡MALLLLL! Para empezar, el resfriado común se causa por lo general por el virus de la influenza y, señoras y señores, los antibióticos NO se usan para infecciones virales.
>
> El uso descuidado de antibióticos genera consecuencias graves tanto a nivel individual como comunitario por diferentes causas; una de ellas es que aumenta la resistencia bacteriana, lo que significa que infecciones que solían ser fáciles de tratar, como las urinarias o las neumonías, pueden volverse difíciles o incluso imposibles de curar con los medicamentos disponibles. Esto puede generar hospitalizaciones prolongadas, uso de tratamientos alternativos que suelen ser más caros y a menudo menos eficaces, lo que aumenta el costo del tratamiento y las complicaciones.

CONTAMINACIÓN

La contaminación del aire puede aumentar el riesgo de alergias a través de varios mecanismos que afectan tanto al sistema inmunológico como a la vía respiratoria. Las partículas de contaminación en el aire pueden actuar como portadoras de alérgenos, y cuando se inhalan, pueden irritar la vía respiratoria y aumentar la respuesta alérgica. Además, diferentes contaminantes (como el óxido de nitrógeno, dióxido de azufre y dióxido de ozono) pueden dañar las células de las vías respiratorias, lo que hace que estas se inflamen y sean más permeables, permitiendo el paso de alérgenos respiratorios hacia nuestros pulmones; esto puede provocar que el sistema inmune responda de manera exagerada a los alérgenos ambientales y, por ende, se genere más riesgo de enfermedad alérgica.

Por otro lado, los contaminantes pueden estimular la producción de moco en las vías respiratorias, lo que atrapa más alérgenos y prolonga la exposición del sistema inmune a estos agentes irritantes.

ESTRÉS

El estrés puede aumentar el riesgo de alergias a través de varios mecanismos que afectan el sistema inmunológico, dado que puede desregular la liberación de algunas hormonas, como el cortisol y la adrenalina, posiblemente afectando la función de las células inmunitarias. Además, el estrés crónico puede causar un estado de inflamación generalizada, y un aumento en los niveles de inflamación puede hacer que el cuerpo sea más reactivo a los alérgenos.

Adicionalmente, el estrés puede afectar la integridad de las barreras epiteliales, como la piel y las mucosas respiratorias, las cuales son cruciales para protegernos contra alérgenos y patógenos. Estas barreras se pueden debilitar por los cambios que provoca el estrés en nuestro sistema inmune y en nuestro cuerpo (más adelante veremos cómo se generan estos cambios). Cuando estas barreras se debilitan, es más fácil para los

EL ABC DE LAS ALERGIAS

alérgenos y patógenos penetrar en el cuerpo y desencadenar una respuesta alérgica.

¿SE PUEDEN PREVENIR LAS ALERGIAS?

La prevención de la aparición de alergias es un tema controversial, que, en realidad, a excepción de la alergia alimentaria, no tiene estudios significativos ni resultados convincentes para dar recomendaciones de forma generalizada.

Sin embargo, hay varias estrategias que pueden reducir el riesgo de desarrollar alergias, sobre todo en personas predispuestas, y en etapas tempranas de la vida. Pero, de nuevo, les recuerdo que la enfermedad alérgica es multifactorial, y el paciente que reúna las variables para ser alérgico, definitivamente lo será.

EXPOSICIÓN CONTROLADA A ALÉRGENOS: INTRODUCCIÓN DE ALIMENTOS POTENCIALMENTE ALERGÉNICOS ANTES DEL PRIMER AÑO DE VIDA

Esta es una de las estrategias más estudiadas, que ha demostrado disminuir el riesgo de aparición de alergias alimentarias. Hay evidencia que demuestra que, en la infancia, la exposición temprana y controlada a alérgenos alimentarios puede ayudar a desarrollar tolerancia inmune y reducir el riesgo de aparición de alergias alimentarias.

Por ejemplo, la introducción a edades tempranas de alimentos potencialmente alergénicos como el maní y el huevo

26

(antes del primer año, cuando se inicia la alimentación complementaria, que puede ser entre los cuatro a seis meses, según el caso), bajo supervisión médica, puede prevenir la sensibilización y el desarrollo de alergias. Esta recomendación podríamos extenderla a los nueve alimentos que generan el 90% de las alergias alimentarias a nivel mundial, que son: leche, huevo, soya, trigo, maní, frutos secos, pescados, crustáceos y ajonjolí. Lo hablaremos en profundidad en la sección de alergias alimentarias.

LACTANCIA MATERNA

La lactancia materna exclusiva durante los primeros seis meses de vida se ha asociado con una menor aparición de alergias en la infancia. La leche materna contiene diferentes componentes que pueden ayudar a reducir el riesgo del bebé de sufrir enfermedades alérgicas, sobre todo asma y dermatitis atópica. Esto se debe, posiblemente, a que la leche materna contiene inmunoglobulinas (IgA), anticuerpo que recubre las superficies mucosas (como el intestino) y evita que los alérgenos entren en contacto con el sistema inmune del bebé, y factores antiinflamatorios y moduladores inmunológicos, que favorecen el desarrollo de un sistema inmunológico equilibrado, reduciendo la respuesta alérgica.

Además de esto, la leche materna también promueve el desarrollo de una microbiota intestinal saludable en el bebé, lo que tiene un papel fundamental en la maduración del sistema inmunológico y, como ya sabemos, una microbiota diversa y equilibrada es clave para evitar la sensibilización a alérgenos.

En general, la evidencia científica sugiere que la lactancia tiene un efecto protector, aunque no garantiza la prevención absoluta de las alergias. Los efectos pueden estar influenciados por múltiples factores, incluidos los genéticos y ambientales.

PROBIÓTICOS

Hay estudios que sugieren que el uso de probióticos y prebióticos puede ayudar a prevenir alergias al mejorar la salud intestinal y la función inmunológica. Lo que sucede es que cada género, especie y cepa, en especial, realiza una función biológica e inmunológica diferente, por lo que, al referirnos a probióticos, estos deberían ser elegidos de forma personal e individualizada, según los requerimientos de cada paciente, ya que no todos tienen los mismos efectos.

Para que se hagan una idea de cómo difieren las funciones biológicas de una misma especie, pero de diferente cepa (subgrupo de especie, por así decirlo, que hace alusión a las letras y numeración después del nombre), les dejo algunos ejemplos de la especie *Lactobacillus reuteri*, una de las especies más investigadas por sus múltiples beneficios.

Lactobacillus reuteri DSM 17938	Lactobacillus reuteri ATCC PTA 6475
Función principal: promueve la salud gastrointestinal y alivia cólicos en lactantes.	Función principal: salud ósea y reducción de inflamación.

Lactobacillus reuteri DSM 17938	Lactobacillus reuteri ATCC PTA 6475
Mejora la salud digestiva, al disminuir el riesgo de infecciones intestinales y regular el tránsito intestinal, siendo útil en la prevención de diarrea.	Está asociada con la reducción de la inflamación crónica de bajo grado, lo que es particularmente útil en enfermedades inflamatorias.
Ayuda a equilibrar la microbiota intestinal y actúa como antimicrobiano, inhibiendo el crecimiento de patógenos mediante la producción de reuterina, un compuesto antimicrobiano natural.	Estudios en animales han demostrado que esta cepa puede ayudar a mejorar la salud ósea, ya que reduce la inflamación que puede contribuir a la pérdida ósea. Esto podría ser relevante para condiciones como la osteoporosis.

El impacto de cada cepa varía según el área del cuerpo y la función que desempeña, y pueden ser útiles para abordar una variedad de problemas de salud específicos. Lamentablemente, aún se encuentran en estudio y en investigación y todavía no hay directrices claras ni estudios con el peso estadístico suficiente que indique que deban prescribirse de forma sistemática y generalizada a toda la población, con el fin de prevenir o tratar alergias.

AMBIENTE SALUDABLE

Mantener un ambiente saludable en el embarazo y en los primeros años de vida es fundamental para el buen desarrollo y maduración del sistema inmunológico. Por ejemplo, la exposición al humo del tabaco, tanto prenatal como posnatal, se asocia con un mayor riesgo de desarrollar alergias y asma. El cigarrillo está completamente CONTRAINDICADO en el embarazo.

Las dietas en el embarazo y las restricciones alimentarias, ¡ojooooooo!, con el fin de prevenir alergias, NO están indicadas. La alimentación debe ser saludable y balanceada, teniendo en cuentas los lineamientos ordenados por el especialista en Ginecología y Obstetricia.

HIPÓTESIS DE LA HIGIENE

La hipótesis del equilibrio de la higiene sugiere que la exposición a ciertos microorganismos durante la infancia puede ser protectora contra el desarrollo de alergias. El sistema inmunológico de un recién nacido es inmaduro y, por tanto, más propenso a la respuesta inmune asociada a alergias y respuestas inflamatorias. La exposición temprana a microorganismos estimula la respuesta inmune que se considera "tolerante", promoviendo un equilibrio entre ambas respuestas inmunológicas, lo que reduce el riesgo de reacciones alérgicas.

◎ **Ambientes excesivamente higiénicos:** en las sociedades industrializadas, el uso extendido de desinfectantes, antibióticos, y medidas de higiene, han reducido la exposición a bacterias y otros patógenos. Esto limita el contacto con microorganismos que normalmente entrenarían al sistema inmunológico para diferenciar entre sustancias dañinas (como virus) e inofensivas (como alérgenos).

◎ **Cambios en la microbiota:** la falta de exposición a microorganismos diversos impacta de manera negativa la microbiota intestinal, que desempeña un papel crucial en la regulación inmunológica. Una microbiota empobrecida se ha asociado con un mayor riesgo de desarrollar enfermedades alérgicas.

Sin embargo, hay estudios contradictorios, por lo que sería muy difícil dar una recomendación que oscile entre cuidar en exceso o liberar en exceso. Mejor dicho: dejen que sus bebés exploren según la recomendación de sus pediatras.

MANEJO DEL ESTRÉS

Dado que el estrés puede influir en la respuesta inmunológica, podemos intentar... ¡nadaaaaaaa! Imposible. Esta está complicada. Está científicamente comprobado que las dos cosas más difíciles de controlar son: 1) el estrés, 2) el dinero de la cuenta del banco.

Mentira, hablando en serio, hay muchas cosas que se pueden hacer para reducir el estrés; estas implican una combinación de estrategias para manejar las emociones, mejorar los hábitos de vida y encontrar un equilibrio entre las responsabilidades y el tiempo personal. Les dejo las que más me gustan:

◎ **Prácticas de relajación y *mindfulness*:** las técnicas de respiración controlada pueden calmar el sistema nervioso. Intenten inhalar profundamente por cuatro segundos, mantener la respiración por cuatro segundos y exhalar por seis. La meditación o el *mindfulness* también son excelentes. Dediquen entre diez y quince minutos diarios a enfocarse en el momento presente. Existen diferentes aplicaciones en sus celulares que pueden ayudarlos.

- ◎ **Ejercicio físico:** realizar ejercicio aeróbico, como caminar, correr o nadar, ayuda a liberar endorfinas, que son los "analgésicos naturales" del cuerpo. Si prefieren algo menos intenso, el yoga o el pilates también son excelentes opciones para liberar tensión física y mental.

- ◎ **Estilo de vida saludable:** es clave llevar una alimentación equilibrada, rica en frutas, verduras, proteínas y grasas saludables. Evitar el exceso de cafeína y azúcar, que pueden aumentar la ansiedad. Dormir entre siete y nueve horas diarias, y mantener horarios regulares para acostarse y levantarse. Beber suficiente agua durante el día mejora la energía y el estado de ánimo.

- ◎ **Terapia profesional:** si el estrés se siente abrumador, puede que algo no ande bien. Los invito a consultar con un profesional en salud mental. Recuerden que sin salud mental no hay salud.

El estrés es una respuesta natural de nuestro cuerpo, pero se debe gestionar de forma adecuada; cuando se pierde esta capacidad de gestión, este se vuelve patológico y requiere manejo. Tiene un impacto significativo en el sistema inmunológico y puede contribuir al desarrollo, la exacerbación y cronificación de enfermedades alérgicas. Este vínculo se explica a través de múltiples mecanismos que involucran el sistema inmunológico, el sistema nervioso y ejes hormonales de nuestro cuerpo. Veámoslo en detalle.

El estrés crónico puede alterar el balance entre las respuestas inmunes de tipo antiinflamatorias y alérgicas; este cambio puede aumentar la producción de anticuerpos IgE, causantes principales de este tipo de reacciones. Además, induce la liberación de sustancias que promueven la inflamación, las cuales agravan los síntomas de las alergias.

El estrés activa la liberación de cortisol, conocida como la "hormona del estrés", que en un principio regula la inflamación, pero en casos de estrés crónico, podría aumentarla, así como la respuesta inmune hacia las alergias.

También puede comprometer la integridad de la barrera en la piel, el intestino y en las vías respiratorias, facilitando la entrada de alérgenos y aumentando el reconocimiento de estos por el sistema inmune. Puede intensificar las respuestas a los alérgenos, haciendo que los síntomas sean más severos. En condiciones como el asma, puede desencadenar crisis más frecuentes y graves.

Por último, es un círculo vicioso: las alergias, al ser molestas y disruptivas, generan estrés adicional, lo que a su vez agrava los síntomas.

PREVENCIÓN DE INFECCIONES

La exposición a ciertas infecciones virales en la infancia podría alterar la respuesta inmune, contribuyendo a un mayor riesgo de alergias. Esta estrategia también está difícil, pues no es fácil prevenir infecciones. Muchos de ustedes tienen hijos y saben lo que significa entrar a una guardería. Yo les digo a mis pacientes: llegaron a la gripe eterna. Sí, es una cada mes, y ojo: esto puede ser catalogado como algo que se denomina síndrome de infección recurrente NORMAL. Sí, leyeron bien: NORMAL. No quiere decir que su hijo tenga las defensas bajitas ni tenga un sistema inmune débil, simplemente hay organismos más susceptibles a ciertos tipos de infecciones.

Pero es verdad que algunos pacientes son tan sintomáticos y tienen tantos episodios persistentes que, en algunos casos, sobre todo en los que tienen sibilancias recurrentes (sonido pulmonar semejante a un silbido, típico del asma), se llega a recomendar su desescolarización transitoria, por lo general durante la guardería.

Algunas infecciones virales en la infancia también se han asociado con un mayor riesgo de desarrollar alergias. Entre estas, las más comunes son:

◎ **Virus respiratorio sincitial (VRS):** la infección por VRS en los primeros años de vida puede estar relacionada con un mayor riesgo de asma y alergias.

◎ **Rinovirus:** las infecciones por rinovirus (resfriado común), en especial en niños predispuestos genéticamente, pueden influir en el desarrollo de alergias y asma.

◎ **Virus de la gripe (influenza):** algunas investigaciones sugieren que las infecciones gripales durante la infancia pueden estar vinculadas a un aumento en la sensibilidad alérgica.

Es importante tener en cuenta que la relación entre infecciones virales y el desarrollo de alergias es compleja y puede depender de factores como la genética y el entorno.

Tips salvavidas al hablar de infecciones recurrentes en pediatría

Estas infecciones podrían dejar de ser normales cuando se producen algunas de las siguientes condiciones y ameritaría consulta con pediatría e inmunología:

- Se necesitan más de cuatro tratamientos con antibióticos por año.

- Hay más de cuatro infecciones de oído en un año luego de los cuatro años.

- Hay más de dos episodios de neumonía en un año.

- Hay más de tres episodios de sinusitis bacteriana en un año o hay sinusitis crónica.

- Se requieren diferentes ciclos de antibióticos preventivos para disminuir la cantidad de infecciones.

- Se desarrollan infecciones graves que comienzan como infecciones bacterianas comunes, y normalmente no son graves.

- Se requieren dos o más ciclos de antibióticos intravenosos para control de infecciones.

2

TODO
LO QUE DEBES
SABER DE...

Este capítulo es uno de mis favoritos, porque les voy a explicar de forma sencilla y fácil cómo funcionan algunos sistemas de nuestro cuerpo y por qué este funcionamiento es tan importante para el desarrollo y tratamiento de las alergias.

SISTEMA INMUNE

El sistema inmune, además de ser nuestro escudo interno frente a amenazas propias (autoinmunidad y cáncer), también lo es contra amenazas externas (virus, bacterias y hongos). Pero, como es tan completo y proactivo, él también decidió ser fundamental para el desarrollo de las alergias, y es mediante el sistema inmune que estas se producen.

Les confieso que este capítulo tuve que reescribirlo muchas veces, dado que la inmunología es uno de los temas más difíciles de comprender en medicina. Después de mucho simplificar, creo que logré algo entendible en palabras cotidianas;

verán algunos nombres raros de células, pero no se estresen, es solo para que sepan que existen. *Grosso modo*, entenderán cómo funciona nuestro sistema inmune.

Imaginen que su cuerpo es un castillo, y este castillo necesita un ejército bien entrenado para defenderse de los invasores y de los espías internos. Este ejército es el sistema inmune, un conjunto complejo de estructuras y células que trabajan incansablemente para protegernos de amenazas externas, como bacterias, virus, hongos y parásitos, y también de problemas internos, como células que podrían convertirse en cáncer y tumores, y de enfermedades autoinmunes en las que nuestro propio cuerpo se ataca; es como si uno de esos soldados enloqueciera y comenzara a disparar contra su misma tropa.

El sistema inmune es el mecanismo de defensa natural del cuerpo. Está compuesto por células, tejidos, órganos y moléculas que trabajan juntos para identificar y eliminar cualquier cosa que pueda hacernos daño. Es como un guardián siempre alerta, listo para intervenir cuando algo no está bien. El sistema inmune es complejo, pero a grandes rasgos se puede dividir en dos principales actores que generan la mayoría de las acciones necesarias para mantenernos a salvo.

LOS DOS EJÉRCITOS DEL SISTEMA INMUNE

Hay dos tipos principales de inmunidad que trabajan en conjunto para protegernos, la innata y la adaptativa. La inmunidad innata es nuestra primera línea de defensa, rápida y general. Actúa de inmediato para bloquear y destruir a los invasores, en algunos casos incluso antes de que entren a nuestro cuerpo, dado que la principal barrera de este sistema inmune es nuestra piel. Esta realiza más de un 99% del "trabajo sucio", evitando que los microorganismos a los que estamos expuestos en el día a día entren a nuestro cuerpo.

Nacemos con este sistema inmune, lo tenemos desde el momento cero de vida. A diferencia de la adaptativa, no necesita entrenamiento (como, por ejemplo, las vacunas, ni haber contraído previamente la infección para la cual nos protege), e incluye barreras físicas, como la piel y las mucosas; sustancias químicas, como el ácido del estómago y las enzimas en la saliva, y células especializadas, como los macrófagos y neutrófilos, que "devoran" microorganismos a diestra y siniestra.

Y en este punto ustedes se preguntarán: si ya tenemos este sistema inmune, que no requiere entrenamiento y que está funcionando desde el minuto cero, ¿para qué más? Pues les cuento que este sistema inmune es muy "primitivo" y a veces se queda corto para defendernos de amenazas más especializadas. Por eso necesitamos a las fuerzas élite, la inmunidad adaptativa.

A diferencia del sistema inmune innato, este sí necesita entrenamiento para prestar su óptima función de defensa y protección a nuestro cuerpo. Su respuesta es más lenta al principio, pero con el pasar del tiempo, a medida que hay más entrenamiento (reexposición a microorganismos y/o vacunas), su respuesta es mucho más rápida y precisa.

Además de aprender a reconocer a los invasores específicos, es capaz de desarrollar memoria inmunológica para una próxima respuesta, lo cual hace que cuando tengamos de nuevo esa exposición al agente agresor (virus, bacterias u hongos), la respuesta inmunitaria sea más puntual. Este es el brazo del sistema inmune que crea **anticuerpos**, necesarios para desarrollar la mayoría de las alergias, incluida la rinitis alérgica.

Tanto amor, pero a la vez tanto odio, lo sé...

LOS COMPONENTES DEL SISTEMA INMUNE

El sistema inmune está compuesto por varios elementos que trabajan de forma coordinada, con el fin de llevar a cabo su función de defensa. Aquí les explico los más importantes:

CÉLULAS INMUNITARIAS

Linfocitos T: existen diferentes tipos de linfocitos T, con funciones específicas:

◎ **Linfocitos T colaboradores (CD4):** coordinan y potencian la respuesta inmunitaria. Son los directores de la orquesta; según lo que ellos determinen, tendremos una respuesta apaciguada o exagerada.
◎ **Linfocitos T citotóxicos (CD8):** eliminan células infectadas o anormales.
◎ **Linfocitos T reguladores:** ayudan a evitar que el sistema inmune ataque al propio cuerpo o genere alergia contra estímulos inofensivos. Son los "negociadores de paz", los que apagan los incendios, generan tolerancia inmune y evitan respuestas exageradas.

Linfocitos B: son los encargados de producir anticuerpos, unas moléculas especializadas que identifican y neutralizan microorganismos específicos. Son como imanes que atraen piezas metálicas y, cuando ambas partes se unen, generan una respuesta inmune. También se convierten en células de memoria para protegernos de futuras infecciones.

Células fagocíticas: incluyen macrófagos y neutrófilos, que literalmente se "comen" y destruyen patógenos. Van por todo nuestro cuerpo engullendo lo que ven peligroso y después destruyen estos microorganismos con un sistema de químicos potentes.

Células dendríticas: funcionan como mensajeras, presentando fragmentos de invasores a los linfocitos T para activar una respuesta adaptativa. Podríamos decir que son las células que tienen el contacto inicial con el invasor: lo procesan en su interior y luego llaman a pedir ayuda para generar la respuesta inmune que desean generar.

Células NK (*natural killer*): atacan células infectadas por virus y células cancerosas de manera rápida y directa. Son "asesinas naturales", tal como lo indica su nombre.

Órganos y tejidos del sistema inmune: el sistema inmune no solo está compuesto de células; también existen diferentes órganos y tejidos que hacen parte de la función de defensa de nuestro cuerpo:

◎ **Médula ósea:** es donde se producen todas las células inmunitarias; también es el lugar donde maduran los linfocitos B. Esta se encuentra literalmente dentro de algunos huesos de nuestro cuerpo y es diferente a la médula espinal —que es el lugar por donde salen todas las terminales nerviosas desde nuestro cerebro, descienden por el espacio medular entre las vértebras en nuestra columna y luego se reparten a todo nuestro cuerpo—.

◎ **Timo:** es el órgano donde los linfocitos T maduran y "aprenden" a diferenciar entre lo propio y lo ajeno, con el fin de evitar auto ataques o enfermedades autoinmunes.

◎ **Ganglios linfáticos:** actúan como estaciones de vigilancia, en donde las células inmunitarias se comunican y activan cuando detectan amenazas. ¿Han sentido alguna vez un ganglio inflamado? Posiblemente su cuerpo esté deteniendo una infección en ese momento y todas estas células inmunitarias se estén replicando en ese ganglio para contener dicha infección.

◎ **Bazo:** filtra la sangre para detectar microorganismos y destruye células sanguíneas dañadas.

◎ **Tejidos linfáticos asociados a mucosas (MALT):** incluyen las amígdalas y el tejido del intestino, que protegen las entradas del cuerpo y filtran microorganismos de forma inicial.

EL FUNCIONAMIENTO DEL SISTEMA INMUNE PASO A PASO

Cuando un microorganismo, como un virus o una bacteria, intenta invadir nuestro cuerpo, el sistema inmune responde de manera organizada ante este ataque. Lo hace en un paso a paso que es crucial para lograr una respuesta inmunitaria adecuada:

1. **Reconocimiento del invasor:** este paso comienza con unas células especiales, que se denominan "células presentadoras de antígeno", porque son las encargadas de detectar patrones específicos en los patógenos que indican que no pertenecen al cuerpo. Después, estas células engullen el patógeno y proceden a pedir la ayuda de otras células inmunes, presentando en su superficie señales de alerta y de que algo no anda bien. Las células principales de este tipo son las células dendríticas, los macrófagos y los linfocitos B.

2. **Alarma inicial:** las células presentadoras de antígeno liberan señales químicas que se denominan citocinas, que son señales que atraen a otras células inmunitarias al sitio de la infección y potencian la respuesta inmunitaria. Son, por así decirlo, señales de humo para alarmar al ejército y permitir el ataque (o, mejor, la defensa).

3. **Ataque inicial:** las células de la inmunidad innata, como los macrófagos y los neutrófilos, intentan contener la infección rápidamente, engullendo los patógenos y destruyéndolos con ataques químicos de sustancias nocivas que guardan en su interior y tienen listas para la defensa contra patógenos (digamos que son como armas nucleares).

4. **Respuesta adaptativa:** si el invasor persiste, los linfocitos T y B se activan. Los linfocitos T destruyen células infectadas, mientras que los linfocitos B producen anticuerpos específicos, los cuales se distribuyen por todo nuestro cuerpo y quedan, además, en nuestro torrente sanguíneo, listos para defendernos en caso de un próximo ataque.

5. **Resolución y memoria:** una vez eliminada la amenaza, el sistema inmune se "apaga" para evitar dañar tejidos propios, pero deja atrás células de memoria, listas para reconocer rápidamente una nueva infección y protegernos en el futuro. Esta es la parte más importante de este sistema inmune, dado que aprende y memoriza, con el fin de protegernos más rápida y efectivamente ante una reinfección.

¿CÓMO NOS PROTEGE NUESTRO SISTEMA INMUNE DE LOS MICROORGANISMOS?

El sistema inmune utiliza diversas estrategias para mantenernos saludables y libres de peligro. Están las barreras físicas, como la piel y las mucosas, que impiden la entrada de microorganismos; la neutralización o el bloqueo de acción de patógenos, que se da gracias a los anticuerpos; la eliminación activa de los invasores, realizada por las células fagocíticas (que engullen y eliminan) y los linfocitos, que destruyen activamente a los invasores, y la respuesta rápida, que se da mediante las células de memoria, que permiten una defensa inmediata ante amenazas conocidas.

LA IMPORTANCIA DEL EQUILIBRIO

Un sistema inmune saludable es esencial para nuestra supervivencia, pero también necesita estar bien regulado. Si está hiperactivo, puede atacar tejidos propios y causar enfermedades autoinmunes, como el lupus. Si está debilitado, puede permitir que infecciones o células cancerosas progresen. Sin embargo, en el caso de las alergias no es lo uno ni lo otro. Ya sabemos que simplemente existe una condición que hace un sistema inmune poco tolerante hacia estímulos inofensivos y que, por error, genera las alergias, pero esto no quiere decir que el sistema inmune de la persona alérgica sea "débil"; simplemente es diferente.

FACTORES QUE AFECTAN AL SISTEMA INMUNE

Es importante tener en cuenta que el sistema inmune puede verse influido por la genética, pues algunas personas nacen con predisposiciones a enfermedades autoinmunes o inmunodeficiencias; que se puede ver debilitado por el estrés, una dieta deficiente y poco balanceada y la falta de sueño, y que, a medida que envejecemos, se vuelve menos eficiente.

Para mantener este escudo interno en óptimas condiciones, pueden llevar una dieta equilibrada rica en frutas, verduras, fibras y antioxidantes; dormir lo suficiente, para permitir que el cuerpo se recupere; mantenerse activos, haciendo ejercicio con regularidad; evitar el consumo excesivo de alcohol y tabaco; reducir el estrés practicando técnicas de relajación como la meditación o el yoga, y cumplir con el calendario de vacunación recomendado por los profesionales de la salud de su país.

¿En algún lugar del párrafo anterior leyeron "dietas milagrosas, suplementos dietarios, baños mágicos, malteadas mágicas, caldos mágicos"? ¡No! Pues bien, es porque estos no son necesarios ni existe evidencia científica que demuestre que ayudan a tener un sistema inmune saludable y alerta.

SISTEMA TEGUMENTARIO: PIEL

La piel es el órgano más grande del cuerpo y, para mí, uno de los más importantes. Es la barrera donde se previene alrededor del 99% de la entrada de microorganismos que podrían ser mortales para nosotros; por ende, la integridad de esta barrera, que denominaremos de aquí en adelante "barrera cutánea", es fundamental para la correcta defensa que esta nos proporciona.

La piel presta una función bien importante en las alergias, ya que es, por así decirlo, el filtro inicial de todo lo que puede causarnos daño, irritación... o alergia. Además de su función de barrera física, desempeña un papel activo en el sistema inmune innato, participando en la detección y eliminación de patógenos de manera directa e indirecta. Aquí les explicaré algunas formas en las que la piel funciona como un órgano del sistema inmune innato.

BARRERA FÍSICA

La capa externa de la piel, llamada epidermis, está formada por células que tienen grandes cantidades de queratina (una de las principales proteínas cutáneas), que proporcionan una barrera física efectiva contra la entrada de patógenos y alérgenos. Esta capa de células es difícil de penetrar, lo que previene que los microorganismos invadan el cuerpo y que los alérgenos presentes en el ambiente entren libremente y sean reconocidos por nuestro sistema inmune.

> 🔖 **Tip salvavidas**
>
> Queridas, cuando se hacen una mascarilla casera con miles de alimentos y elementos culinarios, aparte de no lograr que ninguno de estos penetre y tenga algún efecto benéfico, logran: 1. Alterar el pH cutáneo, generando daños y cambios en la microbiota de la piel, y 2. Alterar y dañar la barrera cutánea, aumentando el riesgo de pérdida de humectación de la piel, irritación y alergias. ¡No lo hagan! La comida se come, ¿en qué momento se nos ocurrió que se ponía en la piel?

PRODUCCIÓN DE SEBO

Las glándulas sebáceas de la piel producen ceramidas y diferentes sustancias grasas que ayudan a lubricar la superficie de la piel, a mantenerla flexible y humectada. Además, muchas de las sustancias producidas por las glándulas sebáceas también tienen propiedades antimicrobianas que ayudan a proteger contra el crecimiento de bacterias y hongos en la piel.

SISTEMA INMUNE CUTÁNEO

La piel alberga una variedad de células inmunes que patrullan constantemente en busca de patógenos y alérgenos. Entre estas células se encuentran los queratinocitos, que no solo forman la barrera física de la piel, sino que también pueden producir sustancias químicas con propiedades antimicrobianas y antiinflamatorias. Además, los macrófagos y los linfocitos T también residen en la piel y pueden responder con rapidez a la invasión de patógenos y alérgenos.

RESPUESTA INFLAMATORIA

Cuando la piel detecta la presencia de un patógeno, un alérge-no, o tiene una lesión, desencadena una respuesta inflamato-ria local, que incluye la liberación de sustancias químicas que promueven la inflamación y que aumentan el flujo sanguíneo a la zona afectada, con el fin de reclutar células inmunes adi-cionales y promover la reparación de la zona afectada.

En resumen, la piel no solo actúa como una barrera física contra los patógenos, sino que también despliega una variedad de mecanismos inmunes innatos para proteger al cuerpo contra la infección. Esta interacción entre la piel y el sistema inmune innato es esencial para mantener el equilibrio entre gérmenes y ser humano y prevenir las infecciones.

Entonces, podríamos decir que la piel es el punto de entra-da de varios alérgenos y un órgano donde se manifiestan di-ferentes enfermedades alérgicas como la urticaria, dermatitis atópica, dermatitis de contacto, entre otras, de las cuales ha-blaré más adelante.

SISTEMA RESPIRATORIO

Teóricamente, desde la nariz hasta el pulmón todo es un mis-mo "tapizado" de células que desempeñan la misma función, denominado epitelio respiratorio. Aquí es donde nuevamente caemos la mayoría de nosotros, donde la famosa alergia respi-ratoria se manifiesta y genera nuestros dos males más temidos: rinitis alérgica y asma alérgica.

Podemos dividir el sistema respiratorio en dos grandes partes, el superior y el inferior. El superior incluye las partes del cuerpo encargadas de filtrar, calentar y humedecer el aire antes de que llegue a los pulmones. Estas son sus principales estructuras:

La nariz es la entrada principal del aire al cuerpo. Dentro de la nariz hay pequeñas vellosidades (pelos) y una capa de moco que actúan como filtro para atrapar polvo, gérmenes y partículas extrañas. La nariz también calienta el aire frío antes de que llegue a los pulmones.

Los cornetes son varias estructuras dentro de la nariz que tienen un papel clave en el sistema respiratorio e inmunológico, aunque no sean órganos inmunes como tal. Son como unas pequeñas crestas o pliegues que sobresalen de las paredes internas de la nariz. Existen tres pares de cornetes: los superiores, los medios y los inferiores, uno en cada lado de la nariz.

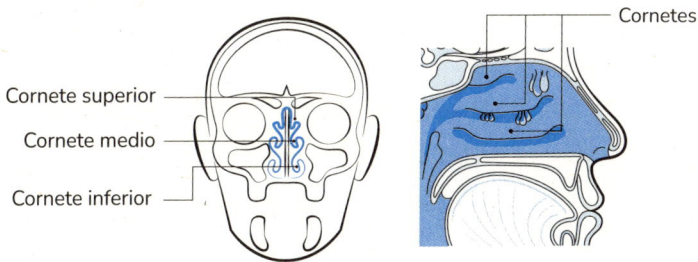

Cornete superior
Cornete medio
Cornete inferior
Cornetes

Los cornetes tienen varias funciones. La primera es filtrar el aire que va a llegar a los pulmones. Aumentan la superficie interna de la nariz, lo que ayuda a atrapar polvo, bacterias y otras partículas presentes en el aire. Esto evita que estas sustancias lleguen a los pulmones, ayudando a que el sistema inmune de la mucosa nasal capture y reconozca todas estas moléculas con el fin de aumentar nuestra respuesta inmunológica en caso de ser necesario.

Además, humidifican el aire, lo cual es muy importante porque el aire demasiado seco puede irritar las vías respiratorias y los pulmones. Es por esto que cuando respiramos aire frío y seco tenemos síntomas irritativos como la tos. Los cornetes también ayudan a que el aire que inhalamos se caliente a una temperatura adecuada antes de llegar a los pulmones. Esto es especialmente útil en climas fríos, dada la capacidad que tiene el aire frío para irritar la vía respiratoria. ¿Les ha pasado que tosen cuando están expuestos a mucho frío? Ya saben por qué sucede.

Seguramente aquí se preguntarán por el "sereno"; para los que no conocen el temido "sereno", este término hace referencia a la humedad de la que está impregnada la atmósfera en las noches. Hablaremos de este y otros maleantes de la alergología en un capítulo especial; si no se aguantan, pueden ir directamente a leerlo, es el de "Los enemigos invisibles de las alergias".

Pero volvamos a los cornetes. Estos también regulan el flujo de aire, es decir que son clave para controlar la cantidad de aire que entra a las fosas nasales; además, lo dirigen hacia las áreas nasales correctas con el fin de mejorar la eficiencia del flujo de aire y de la respiración y prestan una función que se denomina "ciclo nasal", en el cual se genera una alternancia de crecimiento de cornetes entre el lado izquierdo nasal y el lado derecho para aumentar su función. Por esto, muchas veces nos identificamos con el siguiente meme:

En resumen, los cornetes son esenciales para preparar el aire que respiramos, haciéndolo más limpio, húmedo y cálido antes de que llegue a los pulmones, protegiendo así nuestras vías respiratorias y permitiendo que el sistema inmune de la mucosa nasal identifique de una forma más correcta y ordenada los posibles agresores presentes en el aire que respiramos, PERO cuando hay inflamación persistente causada por rinitis, estos cornetes van a crecer de forma patológica (hipertrofia de cornetes) y van a generar obstrucción nasal.

Se los explico un poco más didáctico acá:

Los senos paranasales son cavidades llenas de aire ubicadas alrededor de nuestra cara, dentro de los huesos del cráneo. Están conectados a la nariz y ayudan a producir moco, que mantiene la nariz húmeda y nos protege contra infecciones, a reducir el peso de los huesos de la cara y a mejorar la calidad de resonancia de nuestra voz.

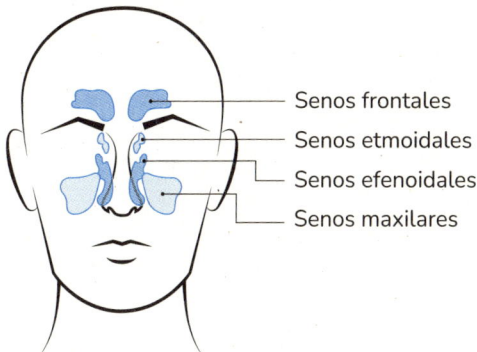

Senos frontales
Senos etmoidales
Senos efenoidales
Senos maxilares

La nariz y los senos paranasales forman una barrera de defensa importante para el sistema respiratorio, ya que limpian y preparan el aire para que llegue en óptimas condiciones a los pulmones.

Ahora les hablaré del sistema respiratorio inferior:

Los pulmones son una de las superficies corporales más importantes, junto con la piel. Imagínense que el "tapizado" de las células pulmonares que se encargan de nuestra respiración podría cubrir algo así como más de tres campos de fútbol; toda esta inmensa superficie es necesaria para realizar el intercambio gaseoso que alguna vez estudiamos en primaria (espero) que nos permite estar vivos y llevar a cabo la respiración.

El alvéolo es la unidad básica que hace funcionar al pulmón. Es la cavidad que almacena las células pulmonares (neumocitos) que tienen contacto directamente con el vaso sanguíneo pulmonar y que permite que se dé el intercambio entre el oxígeno y el CO_2. Estos tienen un contacto muy estrecho para que, gracias a la diferencia de presión, el oxígeno que llega a nuestros pulmones pueda ser captado por la hemoglobina de nuestros glóbulos rojos (sangre), y la sangre desoxigenada —rica en dióxido de carbono CO_2— se libere, para que este salga de nuevo al ambiente.

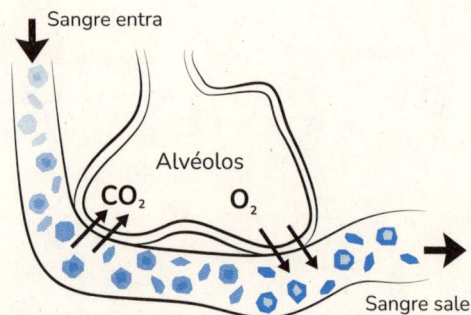

Este intercambio de gases se da principalmente con los bien conocidos oxígeno y dióxido de carbono. El oxígeno es necesario para producir la energía que permite la mayoría de las funciones vitales de nuestras células y sus procesos biológicos, y el dióxido de carbono es el principal desecho que se produce durante la generación de esta energía. Es tóxico y, por esto, debemos deshacernos de él mediante el intercambio gaseoso (respiración).

Los bronquios están en los pulmones, que funcionan como una tubería que lleva el aire que respiramos desde el exterior hasta el pulmón, y viceversa. Son ese acueducto que nos permite movilizar el aire, pero además tienen algo que los hace especiales para nosotros, los alérgicos: una capa de músculo liso, que está presente en todos nosotros, pero normalmente no genera ningún problema en la población general.

Los bronquios están recubiertos por una capa de músculo que les da la capacidad de reaccionar a diferentes estímulos, a los que sea, con el fin de permitir mayor o menor entrada de aire al pulmón. Hagamos de cuenta que este músculo actúa como una canilla que se abre o se cierra, con el fin de modificar la cantidad de aire que llega a nuestros pulmones.

Esto es muy importante en el caso del asma, principal enfermedad inflamatoria crónica pulmonar, que, aunque tiene diferentes subtipos, la gran mayoría —alrededor de un 80% de los casos, sobre todo en la niñez— se produce por alergia respiratoria.

Cuando se genera inflamación en los bronquios, que son las tuberías que llevan el aire a los pulmones, se provocan los síntomas clásicos del asma. En la imagen se puede ver, arriba, un bronquio sano, con un espacio interno normal y suficiente para transportar el aire dentro y fuera del pulmón. Sin embargo, abajo vemos un bronquio inflamado, con el espacio interno disminuido, y además un cambio en la estructura de sus paredes, que ahora son más rígidas y menos propensas a tener un adecuado transporte de aire dentro y fuera del pulmón, generando los síntomas clásicos del asma. Hay un capítulo de asma más adelante donde se explica todo esto más a fondo.

SISTEMA GASTROINTESTINAL

El intestino es uno de mis órganos favoritos, pues es quien alberga la microbiota intestinal. La microbiota intestinal, como ya les conté, se refiere al conjunto de microorganismos que residen en el tracto gastrointestinal humano. Estos microorganismos incluyen bacterias, virus, hongos y otros microbios que viven en perfecto equilibrio con el ser humano y desempeñan un papel crucial en la salud y el bienestar general, pues intervienen en la digestión, el sistema inmunológico y otras funciones corporales.

La microbiota intestinal está compuesta por trillones de microorganismos de miles de especies diferentes. Las bacterias son los microorganismos predominantes, se clasifican en varios grupos y prestan diferentes papeles biológicos, dado que son importantes para la fermentación de carbohidratos, ayudan a la producción de ácidos grasos de cadena corta —los cuales son incluso protectores para el desarrollo de enfermedad alérgica y enfermedades autoinmunes—, juegan un papel esencial en la descomposición de proteínas y carbohidratos complejos (digestión de fibras dietéticas) y ayudan en la modulación del sistema inmunológico, entre otras.

La composición y función de la microbiota intestinal pueden verse influenciadas por diversos factores. En primer lugar, la ingesta de alimentos ricos en fibra, probióticos y prebióticos favorece una microbiota diversa y saludable, mientras que una dieta alta en grasas y azúcares puede tener efectos negativos en esta.

Por otro lado, el uso de antibióticos puede alterar de manera significativa la composición de la microbiota intestinal, reduciendo la diversidad microbiana y permitiendo la proliferación de patógenos resistentes. Sin embargo, no se debe satanizar los antibióticos por esto. Está claro que son salvadores de vidas y, cuando están indicados, su beneficio es mayor que el riesgo. Lo que sí se debe satanizar es el uso indiscriminado y la automedicación de antibióticos, dado que es esto lo que genera la mayoría de los efectos secundarios asociados a estos.

El estilo de vida es otro de estos factores que influye en la microbiota intestinal, pues el estrés, la falta de sueño, el sedentarismo y la exposición a diferentes entornos de vida no saludables pueden afectarla.

La microbiota intestinal interactúa con el sistema inmuno-lógico desde los primeros momentos de vida, ayudando a entrenar nuestro sistema inmunitario para lograr un equilibrio entre las respuestas inflamatorias y/o alérgicas versus las respuestas reguladoras, y acá desempeña un papel muy importante el equilibrio (homeostasis) inmunológico.

Como todo en la vida, nuestro cuerpo también funciona en balance. Este balance se denomina homeostasis (del griego ὅμοιος hómoios, "igual", "similar", y στάσις stásis, "estado", "estabilidad") y es crucial para el correcto desarrollo y funcionamiento de nuestro cuerpo. Así también funciona nuestro sistema inmune, en un balance perfecto entre respuestas "agresoras" y respuestas "reguladoras". Cuando se pierde este equilibrio se pueden generar manifestaciones patológicas como la autoinmunidad o la alergia, dos cosas completamente diferentes. La primera hace alusión a cuando nuestro cuerpo se confunde y empieza a atacar por error sus células y tejidos propios, como si fueran amenazas externas, generando daño a órganos y provocando enfermedades como el lupus o la artritis reumatoide, y la segunda ya la conocemos muy bien, y, a diferencia de la primera, ocurre ante agentes externos y es la causante de muchos de nuestros síntomas. Es muy importante que tengamos esto en cuenta, porque es una pregunta que me hacen con mucha frecuencia, y la respuesta es no, la alergia y la autoinmunidad no son lo mismo.

Una microbiota diversa y equilibrada favorece el desarrollo de una respuesta inflamatoria regulada, lo que disminuye la hiperactividad del sistema inmune encargado de la alergia y, por ende, reduce la tendencia al desarrollo de alergias. Cuando la microbiota es disfuncional y se encuentra alterada (disbiosis), el balance inmune se inclina hacia lo inflamatorio, promoviendo la aparición de alergias y de otras enfermedades inflamatorias.

Las bacterias intestinales, particularmente las bacterias productoras de ácidos grasos de cadena corta (AGCC) como el butirato, propionato y acetato, tienen efectos antiinflamatorios que modulan la respuesta inmune. Estos AGCC actúan sobre las células inmunitarias inhibiendo la inflamación excesiva y estimulando la generación de células T reguladoras (Tregs), que son cruciales en nuestro sistema inmune para mantener la tolerancia inmunológica y suprimir respuestas alérgicas e inflamatorias. Por lo anterior, la presencia adecuada de estos metabolitos contribuye a la disminución de respuestas alérgicas y patológicas en nuestro cuerpo.

La microbiota también tiene un rol fundamental en la regulación de la permeabilidad intestinal, un tema que ha sido de gran controversia en la actualidad, dado que se ha denominado erróneamente como algo patológico, y no es así. La permeabilidad intestinal es una función básica y vital de nuestro intestino; todos, absolutamente todos, tenemos el intestino permeable y gracias a esto es que estamos vivos, pues esto es lo que permite nutrirnos. Repitan después de mí: el intestino permeable NO existe como patología; nuestro intestino es permeable, el de todos, el que no tenga intestino permeable, está muerto.

Esta permeabilidad intestinal permite el intercambio de micro y macromoléculas entre el tracto gastrointestinal y el torrente sanguíneo, que, como en todos nuestros sistemas, requiere un equilibrio. Debido a ciertas condiciones patológicas, inflamatorias, infecciosas y secundarias a la disbiosis intestinal, se podría generar un cambio en la integridad de la barrera generada por células del intestino, lo que podría aumentar o disminuir su permeabilidad y generar un fallo en la homeostasis o el equilibrio intestinal normal.

Para comprender mejor la función de la barrera intestinal, podríamos imaginarnos una pared de ladrillos. Cuando están muy unidos, hay una buena función de barrera y pocas cosas pueden pasar por ahí, pero cuando algunos de esos ladrillos se van al suelo, se aumenta la permeabilidad y diferentes sustancias (incluso tóxicas o alergénicas) pueden pasar. Una microbiota saludable fortalece la barrera intestinal, reduciendo la exposición del sistema inmunitario a estos antígenos y, por lo tanto, el riesgo de desarrollar alergias.

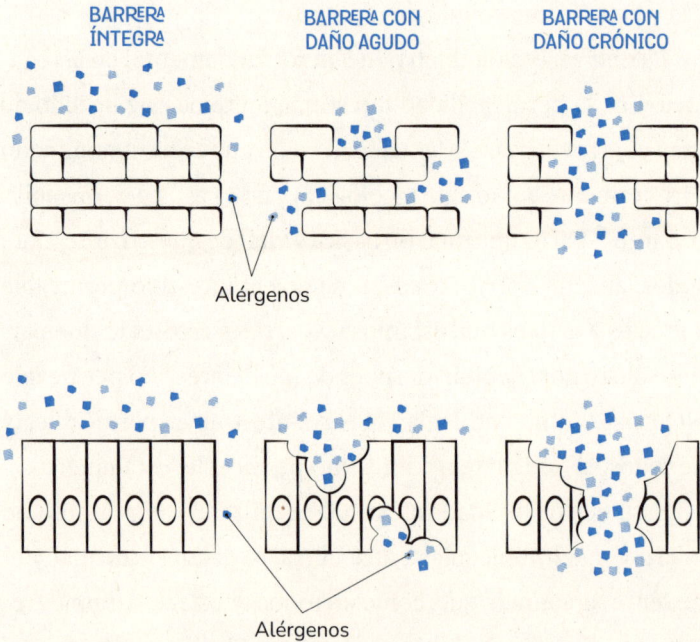

BARRERA ÍNTEGRA   BARRERA CON DAÑO AGUDO   BARRERA CON DAÑO CRÓNICO

Alérgenos

Alérgenos

La disbiosis intestinal es un desequilibrio en la composición y función de la microbiota intestinal. Este desequilibrio puede ocurrir cuando hay una alteración en la cantidad, diversidad o función de las bacterias beneficiosas y un aumento de microorganismos potencialmente dañinos.

En condiciones de disbiosis, la barrera intestinal puede volverse más permeable o generar fugas, permitiendo el paso de antígenos (proteínas o moléculas que provienen de alérgenos, virus, bacterias, toxinas, o incluso del propio cuerpo) no digeridos y toxinas al torrente sanguíneo. Esto puede desencadenar una respuesta inmunitaria exagerada, aumentando la probabilidad de generación de alergias, entre otras patologías.

En cambio, una microbiota diversa actúa como una barrera protectora que compite con bacterias patógenas y posibles alérgenos por espacio y recursos; podríamos decir que la microbiota consume la comida que podría ser alimento para bacterias dañinas, y, por ende, disminuye su crecimiento. Además, ocupa espacio del tracto gastrointestinal que podría ser usado por estas.

La microbiota también estimula la producción de péptidos antimicrobianos, los cuales son sustancias que limitan el crecimiento de bacterias patógenas y previenen infecciones que podrían desencadenar respuestas inflamatorias y alérgicas.

Además del intestino, la microbiota también afecta la inmunidad en otros órganos, como la piel y los pulmones, por lo que podría haber una "comunicación a distancia" de un lugar a otro guiado por la microbiota. Loquísimo, ¿cierto? Hay evidencia de comunicación entre el intestino y estos órganos a través de metabolitos y productos bacterianos y células inmunes, que incluso pueden influir en la respuesta alérgica a nivel sistémico, es decir, en todo el cuerpo. Por ejemplo, una microbiota intestinal saludable puede disminuir la severidad de enfermedades alérgicas como el asma o la dermatitis atópica.

Así pues, vemos que la microbiota intestinal es un componente vital de la salud humana. Desempeña roles cruciales en la digestión, la inmunidad, el metabolismo y la comunicación con el sistema nervioso, entre muchas otras cosas.

Como pueden ver, el sistema gastrointestinal va mucho más allá de la parte nutricional, pues tiene incluso un papel fundamental en la parte inmunitaria y alberga en su interior ese inmenso mundo de microorganismos denominado microbiota intestinal, que generan una interacción constante con los diferentes sistemas de nuestro cuerpo.

***

Bueno, queridos lectores, va llegando la hora de ir al grano. A lo largo de este capítulo les expliqué el funcionamiento básico de algunos sistemas y órganos que mantienen nuestro cuerpo en equilibrio, y les conté cómo nuestros sistemas trabajan en perfecta sincronía para protegernos y adaptarnos al entorno. Desde el sistema inmunológico, que actúa como el guardián de nuestra salud, hasta la interacción con otros sistemas, hemos aprendido que este engranaje biológico es tan resistente como vulnerable, además de complejo y cambiante.

Este conocimiento no solo nos permite comprender mejor nuestra biología, sino que también nos prepara para explorar cómo las enfermedades alérgicas alteran estos procesos naturales y por qué se manifiestan de la forma en que lo hacen.

En este momento podemos sintetizar, entonces, que una alergia no es más que una reacción exagerada a un agente externo, causada por un sistema de nuestro cuerpo diseñado para protegernos; esto subraya la complejidad y delicadeza del equilibrio que tiene nuestro cuerpo en todas sus funciones biológicas.

Con una base clara de cómo funcionan nuestros sistemas, el siguiente paso será adentrarnos en las particularidades de las enfermedades alérgicas. Entenderemos qué las desencadena, cómo afectan a diferentes órganos y sistemas, y, lo más importante, cómo podemos prevenirlas y tratarlas.

La capacidad de nuestro cuerpo para adaptarse es impresionante, pero las alergias nos recuerdan que incluso los mecanismos más sofisticados tienen sus vulnerabilidades. Este conocimiento nos invita no solo a cuidarnos mejor, sino también a empatizar con quienes viven con estas condiciones para lograr buscar soluciones basadas en ciencia y comprensión.

En los próximos capítulos abordaremos estas enfermedades desde una perspectiva informativa y práctica, con el objetivo de dar a conocer sus síntomas, por qué suceden, tips salvavidas para controlarlas y algunas herramientas básicas para mejorar la calidad de vida de quienes las enfrentan.

Continuemos.

3

ALERGIAS PARA NO ALERGÓLOGOS

En este capítulo les explicaré de una forma sencilla y fácil de entender algunas de las alergias más comunes. Les contaré cómo reconocerlas, qué pueden hacer ante ellas, y les daré algunos tips salvavidas que podrían ayudar a mejorar su día a día, en caso de que se presenten.

Pero ojo: recuerden que cada paciente es un mundo, cada paciente se trata de forma diferente, cada paciente merece una consulta y nadie es igual a los demás. No existe una fórmula mágica en medicina, y, si alguien se las ofrece, tengan mucho cuidado, pues les están robando. Esto es una bandera roja. Les doy un ejemplo: así yo tenga dos hermanos gemelos, con la misma alergia, ambos podrían tener tratamientos completamente distintos, pues esto depende de muchos factores. Ambos podrían tener asma grave, una podría ser alérgica y otra no; uno de ellos podría tener la función pulmonar comprometida, pero el otro no. Por eso siempre es mejor que consulten. Siempre les digo a mis pacientes que con la alergia se puede tener calidad

de vida 100%, que no deben aguantársela. Siempre hay tratamiento, incluso en los peores casos.

RINITIS ALÉRGICA Y PRUEBAS DE ALERGIA

¡Comencemos por nuestro martirio! Les juro que este también
fue mi martirio. Me acuerdo de cómo antes de hacerme inmunoterapia hacía sonidos de persona loca desadaptada para ras-
carme los oídos y la garganta cuando tenía una crisis de alergia
(solo los que lo han hecho entienden de qué estoy hablando,
es imposible de explicar en texto).

¿Sabían que aproximadamente el 45% de la población sufre de rinitis? Definámosla, para empezar. La rinitis es la inflamación de la mucosa nasal, que se genera principalmente por
alergia y se traduce en "síntomas que agobian nuestra existencia". Nuestro dolor de cabeza: estornudos, picazón, nariz tapada, y, como dicen los pacientes, nariz descongelada, cerebro
descongelado o nariz chorreando agua, mejor dicho: rinorrea,
en términos médicos.

La rinitis es una de las afecciones alérgicas principales, y de
las enfermedades que más genera costos en los sistemas de salud y ausencias laborales A NIVEL MUNDIAL. No crean que
rinitis es solamente: "me pica la nariz de vez en cuando", no.
Esto puede ser una pesadilla, ¡y qué pesadilla!

Para entrar en materia, debemos saber que hay muchísimos tipos de rinitis. Podemos empezar por dividirla en grandes grupos, comenzando con la alérgica, que es la que nos interesa. Pero podemos tener otras, como la asociada al ejercicio (ahora no me vengan a decir que por eso no hacen deporte), la hormonal (asociada al ciclo menstrual y/o embarazo), la infecciosa, la vasomotora (producida principalmente por frío o cambios de temperatura), la medicamentosa (asociada al uso de medicamentos, como, por ejemplo, la oximetazolina), etcétera. Por ende, es importante que cada paciente sea estudiado y tratado de forma particular para llegar a un diagnóstico adecuado.

Y entonces... ¿cómo sé si tengo rinitis alérgica?, se preguntarán. La sospecha es fácil; esta se da cuando se presentan dos o más de los siguientes síntomas: picazón, estornudos, obstrucción nasal o descarga nasal (rinorrea o nariz descongelada)

Como decimos en @elalergologo, "si tienes dos o más de los anteriores síntomas, ¡bienvenido al club! Tienes rinitis".

SÍNTOMAS DE LA RINITIS ALÉRGICA

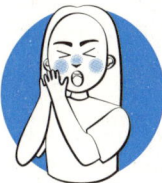

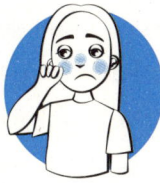

| Estornudos | Congestión nasal | Secreción nasal | Picazón en nariz |

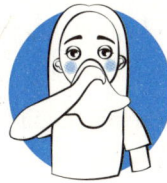

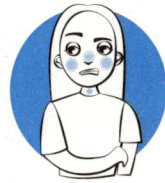

Ahora bien, ¿por qué se generan estos síntomas en el paciente con rinitis? El síntoma común más molesto de todas las alergias, que suele ser el punto de partida de toda la reacción, es la piquiña. ¿A quién no le enloquece esa sensación de rasquiña? El prurito, también conocido como la picazón, se produce cuando un alérgico entra en contacto con un alérgeno como el polen, el polvo, esporas, entre otros.

Recordemos entonces que ese alérgeno es reconocido por nuestro sistema inmune por una memoria "preformada" que desencadena una cascada de eventos que activa los mastocitos (principalmente) y basófilos, células que tienen un papel crucial en las reacciones alérgicas. Cuando los mastocitos detectan el alérgeno, liberan una variedad de sustancias químicas, entre las que destaca la histamina. Esta actúa sobre los receptores presentes en las células de la mucosa nasal y, al unirse a estos, provoca varios efectos. El primero es que permite que los fluidos se filtren desde los vasos sanguíneos hacia los tejidos, causando hinchazón (edema) en las mucosas y generando otro de los síntomas más molestos, que es la obstrucción nasal o nariz tapada. Además, irrita las terminaciones nerviosas en la mucosa nasal, lo que provoca la sensación de picor (prurito), y estimula las glándulas de la mucosa para que produzcan más moco, lo que puede aumentar la congestión nasal y llevarnos a otro síntoma, la descarga nasal (rinorrea o nariz descongelada).

Por su parte, el estornudo es una respuesta involuntaria y defensiva que ayuda a expulsar partículas irritantes, alérgenos o patógenos del sistema respiratorio. Es una acción rápida y poderosa que involucra varias partes del cuerpo, principalmente la nariz, los senos paranasales, la garganta y los pulmones. El proceso comienza con un estímulo muy similar al de la generación de piquiña y se genera con la irritación de las células sensoriales que recubren las vías respiratorias, lo que activa los nervios sensitivos, en particular el nervio trigémino, que se encarga de transmitir las señales sensoriales de la cara y la cabeza a una región del tronco cerebral llamada el "centro del estornudo", que actúa como coordinador del reflejo del estornudo. Su función es integrar la información de que algo está irritando las vías respiratorias y generar una respuesta automática para eliminar esta sustancia.

El cerebro, entonces, decide que la mejor forma de eliminar la partícula es mediante un estornudo, que expulsa aire y mucosidad con fuerza desde los pulmones hacia el exterior. Este es un mecanismo de defensa que tiene el objetivo de limpiar las vías respiratorias y proteger los pulmones. Una vez que el cerebro activa el reflejo del estornudo, envía señales a través de los nervios motores a fin de preparar el cuerpo para la expulsión. Esto implica la coordinación de varios grupos musculares en el pecho, el abdomen, la garganta y la cara, generando las fases que conocemos del estornudo: inhalación rápida y profunda, contracción de los músculos torácicos y abdominales y cierre momentáneo de la glotis (la abertura entre las cuerdas vocales, que se cierra momentáneamente para aumentar aún más la presión del aire dentro de los pulmones).

Después de este breve momento empieza la orquesta, nuestra más temida pesadilla, en repeticiones de a diez, veinte o treinta veces, las que el cuerpo alcance; mentiras, no a todos nos pasa igual, pero el verdadero alérgico sabe que de al menos cinco seguidos no se escapa.

La presión en los pulmones se acumula, la glotis (estructura que genera sello en la laringe y tráquea) se abre de repente y permite que el aire comprimido se libere con gran velocidad y fuerza a través de la nariz y la boca. El aire, que puede viajar a velocidades de hasta 160 km/h (100 mph), arrastra consigo las partículas de polvo, polen, bacterias o virus, entre otros, expulsándolas del cuerpo.

Durante el estornudo, el cuerpo también produce una explosión de moco, que ayuda a atrapar y a expulsar de manera eficiente los irritantes.

Para evitar que nuestra mucosa conjuntival (ojos) quede expuesta a las partículas irritantes que estamos expulsando, los ojos por lo general se cierran de manera refleja durante el estornudo. Esto es una forma de proteger los ojos. Además, los músculos de la cara, incluidos los que controlan los párpados, se activan durante el estornudo, lo que provoca la característica expresión facial.

P. D.: si acaso son capaces de estornudar con los ojos abiertos, no se van a morir ni se les van a salir los ojos. Creo que es imposible, ¡pero los reto! Si alguien es capaz, mándeme un video al Instagram y lo publicamos.

¿Estornudan cuando salen al sol? Les dejo esta otra perla:

Ahora bien, la rinitis se debe clasificar según su subtipo, ya que cada una tiene diferentes manifestaciones y tratamientos. Para que se hagan una idea, les explico algunos de los más frecuentes:

RINITIS ALÉRGICA (OBVIAMENTE LA MÁS IMPORTANTE PARA NOSOTROS. MÁS ADELANTE LA EXPLICARÉ EN PROFUNDIDAD):

Descripción: inflamación de la mucosa nasal causada por una reacción alérgica a sustancias como polen, ácaros del polvo, moho o caspa, saliva u orina de animales.

Síntomas: estornudos, picazón nasal, congestión, secreción acuosa. Normalmente no hay malestar general y no hay fiebre.

RINITIS INFECCIOSA

Descripción: es causada por infecciones virales, como el resfriado común, o bacterianas. Es más frecuente durante temporadas de frío o en situaciones de contagio.

Síntomas: congestión nasal, secreción nasal (puede ser mucosa o purulenta), estornudos y malestar general y/o fiebre.

RINITIS VASOMOTORA

Descripción: no es causada por alergias ni infecciones. Se desencadena por factores ambientales, como cambios de temperatura, olores fuertes, humo o estrés. Pero esta puede ser una consecuencia de una rinitis alérgica mal controlada, por lo que en muchas ocasiones este subtipo de rinitis existe al mismo tiempo que la alérgica.

Síntomas: congestión nasal y secreción, sin los síntomas típicos de alergia (como picazón).

RINITIS ATRÓFICA

Descripción: es una condición crónica, caracterizada por el adelgazamiento de la mucosa nasal y la pérdida de las glándulas mucosas. Esto puede producir una sequedad excesiva de las fosas nasales generando molestias como costras y sensación de quemazón al respirar. Este tipo de rinitis es más común en los pacientes de edad avanzada.

Síntomas: sequedad nasal intensa, costras en las fosas nasales, mal olor nasal (ozena u ocena), dificultad para respirar por la nariz debido a la congestión y, a veces, disminución del sentido del olfato.

RINITIS MEDICAMENTOSA

Descripción: es causada por el uso excesivo de descongestionantes nasales. Cuando se usan algunos descongestionantes nasales (clásicamente la oximetazolina) de forma crónica se producen cambios en la estructura de los vasos sanguíneos nasales que generan una dependencia que agrava la congestión cuando se suspenden los medicamentos.

Síntomas: congestión nasal que empeora al intentar dejar de usar el medicamento.

🔖 **Tip salvavidas**

La oximetazolina es un descongestionante nasal potente de venta libre que provoca la constricción de los vasos sanguíneos en la mucosa nasal, lo que reduce el flujo sanguíneo y, por ende, disminuye la secreción, la piquiña y la congestión nasal.

Se debe usar de tres a cinco días. Si se utiliza de manera prolongada, puede llevar a la rinitis medicamentosa y puede agravar los síntomas iniciales, además de otras complicaciones graves como irritación, inflamación, daño a la mucosa nasal, costras y, en casos graves, muerte del tejido nasal y perforación del tabique.

> LA OXIMETAZOLINA EN NINGÚN CASO ES EL TRATA-MIENTO CRÓNICO PARA LA RINITIS ALÉRGICA (si la están usando así, consulten de inmediato, no la suspendan abruptamente por su cuenta).

RINITIS HORMONAL

Descripción: puede ser provocada por cambios hormonales, como los que ocurren durante el embarazo, la menstruación o condiciones endocrinas.

Síntomas: congestión nasal y, a veces, secreción, sin otros síntomas alérgicos.

Para clasificar la rinitis como alérgica debemos hacer una prueba de alergias. La forma más fácil y económica de hacerla es en la piel, en el consultorio; el resultado se obtiene en quince minutos y la única preparación es que el paciente no haya consumido medicamentos antialérgicos durante 5-7 días previos. Sin embargo, esta misma prueba se podría realizar con una muestra de sangre en el laboratorio (que no necesita ayuno ni preparación). Las dos opciones funcionan de forma complementaria, y se elegirá la técnica a usar dependiendo del paciente, los síntomas y los accesos a los servicios de salud.

Como suele haber muchas dudas sobre cómo funciona esta prueba y cómo se puede llevar a cabo semejante obra de arte, se los explicaré en detalle. Me voy a centrar en la prueba cutánea, conocida como Skin Prick Test o simplemente Prick.

Las proteínas son unos códigos especiales que prestan diferentes funciones biológicas; una de ellas es ser alérgenos para nuestro sistema inmune. Cada una de estas tiene una forma estructural específica que, para esta prueba, se estudia en el laboratorio y se determina para ser replicada de forma idéntica y simular la proteína natural.

Así se podría ver una proteína en su forma estructural dimensional:

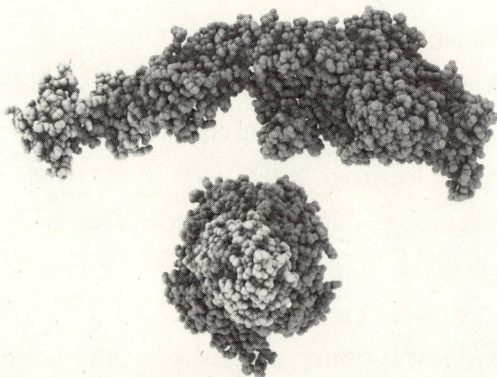

Esta estructura tridimensional es copiada y generada en el laboratorio de una forma exacta a la original, para que cuando esta sea administrada al paciente, tenga la capacidad de producir el mismo efecto biológico que la proteína original de la cual fue replicada.

Luego, este extracto de proteína se envasa en un recipiente con un líquido transparente, sin olor y casi siempre sin color, que tiene un contenido estandarizado y específico de microgramos de alérgeno por mililitro, que se probará en el paciente.

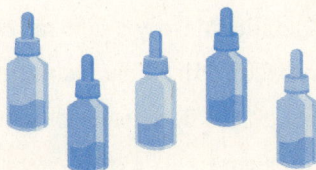

Esto se efectúa con todas las proteínas que se quieran probar, que pueden ser cualquier cosa que les quepa en la cabeza y que la ciencia sea capaz de realizar. Solo por mencionar algunas: ácaros del polvo, hongos, gramas, malezas, TODOS LOS ALIMENTOS QUE SE IMAGINEN, medicamentos, etcétera.

Después de esto es cuando verdaderamente sucede la magia. Ya sabemos que las células que reconocen nuestras alergias son los mastocitos, que pueden tener más de cien mil receptores en la membrana; esto quiere decir que estas células pueden interpretar más de cien mil señales diferentes y llevar a cabo diferentes acciones a partir de cada una de ellas. Para que se hagan una idea de lo que podría llegar a hacer esta célula, sería algo así, solo que multiplicado por cien:

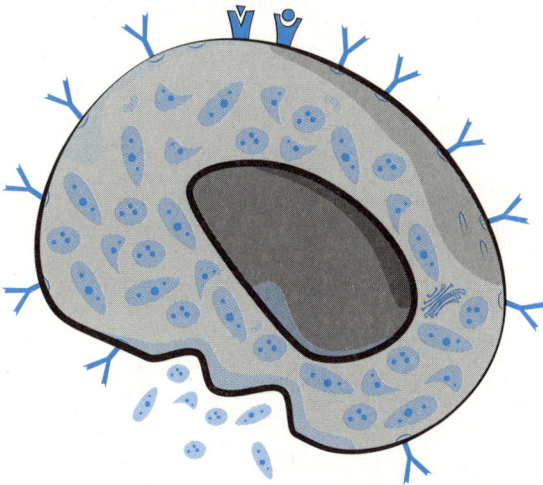

Cada uno de esos receptores que ven en la membrana (la capa más externa de la célula) es capaz de llevar a cabo una función diferente, que puede ir desde... hmmm... hacernos estornudar hasta MATARNOS. Sí, matarnos por una reacción alérgica grave. Es una célula compleja.

Veamos ahora el paso a paso de la prueba de alergias:

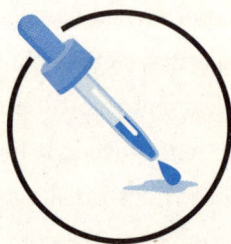

1. Ponemos una microgota del extracto de la proteína que se va a evaluar en la piel del antebrazo. Literalmente no se necesita casi nada para generar una reacción, la gota puede ser del tamaño de un grano de arena.

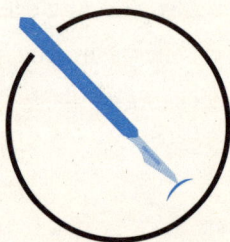

2. Se hace una micropunción en la piel con una lanceta (que es una microaguja, similar a las que usan los diabéticos para obtener una gota de sangre que les permita medirse el azúcar). Esto se hace para que ese extracto penetre la epidermis, la capa más externa de la piel, que tiene un grosor de menos de 0.150 mm, y se exponga a las células que reconocen las alergias, con el fin de que estas puedan reaccionar si tienen los receptores de reconocimiento a esa proteína (alergia).

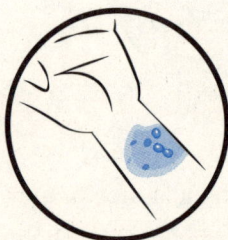

3. Se esperan quince minutos para que los mastocitos cutáneos identifiquen el extracto, se activen, y, en caso de presentar una alergia a este, generen la reacción de reconocimiento, que será una roncha —denominada habón— con un diámetro de 3 mm o más. En un paciente sin alergia no crecerá ninguna roncha y el extracto alergénico depositado dentro de la epidermis pasará desapercibido para su sistema inmune.

Así se ve el proceso completo de la prueba de alergias:

Gota de alergeno

Pequeño pinchazo en la piel

Reacción cutánea

El brazo del paciente se marca con números aleatorios y definidos por el médico para tener una guía acerca de cuáles son los alérgenos que se van a probar. El número 1 puede ser el ácaro *Blomia tropicalis*; el 2, epitelio de gato; el 3, epitelio de perro, y así sucesivamente, con el fin de poder identificar a qué extracto pertenece cada reacción.

El Skin Prick Test nos ayuda a descubrir qué genera la rinitis del paciente para ajustar el tratamiento. Pero vale la pena aclarar que esta prueba no solo determina los alérgenos implicados en rinitis alérgica, sino también en conjuntivitis alérgica, asma alérgica, y algunos tipos de alergia alimentaria y a medicamentos.

Este tipo de prueba funciona según un tipo de reacción que se denomina "hipersensibilidad de tipo I o inmediata", donde los efectos se pueden ver de forma rápida tras una prueba que no toma más de quince minutos y es de fácil acceso.

Pero es importante que sepan que no se realiza una prueba general que incluya infinidad de cosas posibles para saber a qué se es alérgico, sino que cada test se hace de forma guiada, según los síntomas y la patología que se requiera confirmar en la persona en cuestión, y no existe una prueba mágica que lo evalúe todo. Cada paciente, según los síntomas o según la historia de reacción, requerirá una u otra prueba, y en muchos otros casos, ninguna.

BONUS PARA PACIENTES CON ALERGIA RESPIRATORIA

Los ácaros del polvo, principales productores de alergia respiratoria a nivel mundial, no pueden ser eliminados por completo, pero sí puede reducirse su cantidad. Las siguientes medidas para el control de la contaminación por ácaros en el ambiente doméstico ayudarán a disminuir los síntomas de alergia, si se mantienen de forma continuada:

◎ Cubrir el colchón y la almohada con una funda impermeable a ácaros (las venden en tiendas de suplementos médicos o en algunas tiendas de colchones). Estas fundas deben lavarse con frecuencia y el colchón debe aspirarse y ventilarse con regularidad. El lavado a altas temperaturas (50º-60º C) o planchado de sábanas y fundas logra matar los ácaros y limpiar estos tejidos de alérgenos. Se debe realizar al menos una vez por semana.

◎ Limpieza frecuente (al menos una vez a la semana) de la superficie de los muebles y el suelo por medio de sistemas que disminuyan la suspensión del polvo en el ambiente: trapeadora en vez de escoba, paños húmedos y aspiradoras (ojalá con filtros de detención de partículas de alta eficiencia HEPA). En la medida de lo posible, NO BARRER NI SACUDIR mientras el paciente esté en casa, y tener en cuenta que todos estos alérgenos pueden quedar suspendidos en el ambiente por al menos treinta minutos luego de realizar la limpieza.

◎ La limpieza del dormitorio debe realizarse, en lo posible, con la ventana abierta y cuando la persona con alergia respiratoria esté ausente. Si esta persona es quien la hace, se recomienda que utilice tapabocas o mascarilla.

🔖 Tip salvavidas (para mascotas)

La alergia a la mascota se produce por su caspa, saliva y orina, y no por su pelo, como muchos creen. La alergia a las mascotas es una de las principales causas de rinitis, conjuntivitis y asma alérgica; es por esto que muchos profesionales de la salud utilizan de inmediato esta frase, después de cualquiera de estos diagnósticos: "regale a su mascota, tiene que salir de ella". Pero esto es FALSO. Las mascotas NO se abandonan, ni se regalan, ni se maltratan. Siempre hay tratamiento para controlar los síntomas, ¡consulten!

Se ha creído por mucho tiempo que las personas con estas enfermedades no pueden tener mascotas, pero esto no es del todo cierto. Como aprenderán más adelante, la alergia depende de lo que la cause, así que yo podría tener la peor rinitis a ácaros del polvo y no reaccionar ni a perro ni a gato. Para eso están las pruebas de alergia y la inmunoterapia.

CONJUNTIVITIS ALÉRGICA

La conjuntiva es la membrana delgada y transparente que cubre la superficie blanca del globo ocular y puede inflamarse por múltiples causas, una de ellas es por alergia, y se denomina conjuntivitis alérgica.

Al igual que la rinitis y el asma, esta se podría incluir dentro del grupo de alergias respiratorias, y aunque está claro que no respiramos por los ojos, los mismos alérgenos ambientales que se inhalan y producen la rinitis y el asma son los que tienen contacto con la superficie ocular y pueden producir la inflamación alérgica de la conjuntiva (conjuntivitis alérgica).

Esta alergia no es peligrosa para el ojo en estadios leves. Lo que sucede es que genera mucha piquiña en el paciente, la cual, la mayoría de las veces, es incontrolable (además de placentero, ¡nada más rico que rascarse el ojo cuando pica!) y el rascado sí es peligroso.

El ojo, en su parte más anterior, posee la córnea, un lente que carece de vasos sanguíneos, característica que lo hace transparente para permitir que los rayos de luz lo traspasen y permitirnos tener la visión, pero esto también lo hace más susceptible a daños y a una regeneración más lenta que otros tejidos del cuerpo que sí tienen flujo sanguíneo.

La córnea tiene la función de organizar los haces de luz que la atraviesan y que van después a la retina, que es la capa de células nerviosas más posterior en el ojo que transmite la señal luminosa al cerebro para interpretar la imagen, y, cuando la córnea se deforma, en este caso secundario al rascado del ojo, los haces de luz llegan de forma desorganizada y no transmiten una imagen adecuada.

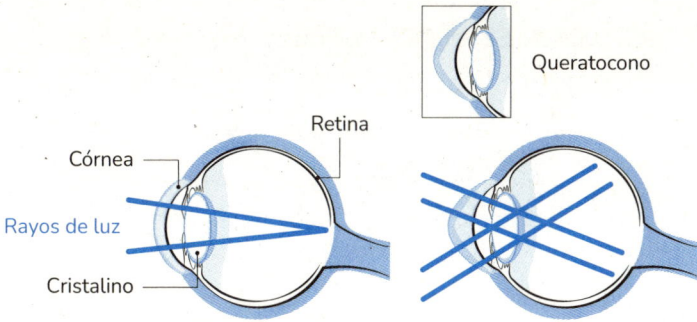

A la izquierda vemos un esquema de cómo se refleja la luz en un ojo sano y normal. A la derecha, cómo se refleja en uno enfermo.

P. D.: LA RETINA NO SE DESPRENDE POR LEER EN EL CARRO, MI MAMÁ ME DIJO MENTIRAS TODA LA VIDA. 💣

Una de las consecuencias de rascarse los ojos es el queratocono, una enfermedad indeseada en la que la córnea, entre otras razones, sufre un adelgazamiento por el rascado y pierde su forma habitual, lo que puede generar incluso pérdida de la visión. Es una de las causas principales de ceguera prevenible a nivel mundial.

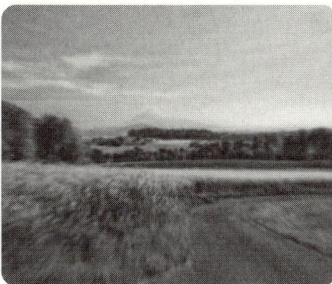

Visión con queretacono   Visión normal

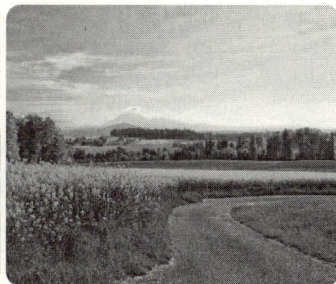

LOS OJOS NO SE RASCAN. Por favor, esto no se hace. Cuando vean a su hijo, amigo, familiar, pareja, perro, gato, etcétera, rascándose el ojo, infórmenle que no debe hacerlo y que podría quedarse ciego. Es clave que siempre consulten con alergología y oftalmología, por favor. 🍐

🔖 **Tip salvavidas**

Las recomendaciones para conjuntivitis alérgica son muy similares a las que debe seguir el paciente con rinitis alérgica, debido a que los síntomas suelen ser producidos por los mismos alérgenos. Sin embargo, aquí les dejo algunos tips que podrían ayudarles a controlar los síntomas:

◎ **Aplicación de compresas:** usen compresas frías o paños húmedos sobre los ojos para aliviar la picazón y la inflamación. Esto puede proporcionar un alivio temporal. Tengan cuidado de no poner hielo directamente en los ojos, dado que se podrían causar quemaduras o daños nerviosos por congelamiento. La forma más segura de hacerlo es humedecer una compresa limpia en un recipiente con agua helada, escurrirla, y luego ponerla sobre los ojos cerrados.

◎ **Desmaquillado y limpieza:** si usan maquillaje o algún cosmético, asegúrense de retirarlo por completo antes de dormir.

◎ **Uso de gafas de sol:** la sensibilidad a la luz es uno de los síntomas más molestos en alergia ocular, por lo que se recomienda usar gafas de sol al aire libre para proteger los ojos de la luz y, además, del polen y otros alérgenos.

◎ **Enjuagues oculares:** pueden enjuagarse los ojos con solución salina estéril para ayudar a eliminar alérgenos y aliviar la incomodidad.

ASMA ALÉRGICA

El asma alérgica es la enfermedad pulmonar crónica más común en el mundo, que afecta a más de trescientos millones de personas. Se caracteriza por la inflamación y el estrechamiento de las vías respiratorias, que, aunque pueden ser generadas por diferentes causas, la principal, sobre todo en la niñez, es el asma alérgica, que está relacionada con la exposición a alérgenos específicos que desencadenan una respuesta inmunitaria exagerada. Por lo general, son los mismos implicados en el desarrollo de conjuntivitis y rinitis alérgica; sí, ataron cabos, ¿cierto? Es por eso que, muchas veces, estas condiciones van de la mano, y hasta en un 80% de casos de asma alérgica también coexiste la rinitis alérgica.

Músculo liso relajado   Músculo liso contraído

Pared inflamada
y engrosada

Vía respiratoria normal   Vía respiratoria durante   Vía respiratoria durante
el proceso asmático   crisis asmática

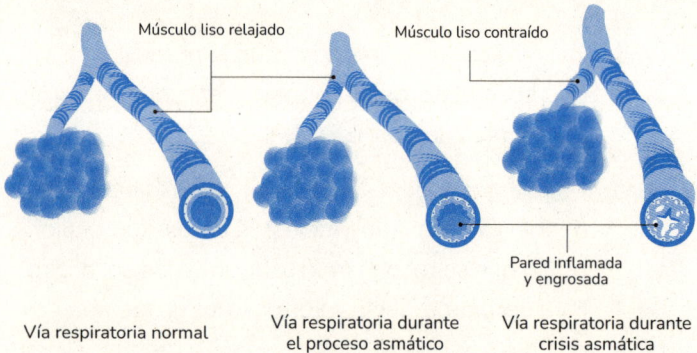

Recuerden que los bronquios son la tubería que lleva el aire a los pulmones, y estos están recubiertos por una capa de músculo, lo cual les permite abrirse o cerrarse como una canilla con el fin de regular cuánto aire pasa por ellos.

En el asma se genera inflamación de la vía respiratoria, la cual hace a ese músculo bronquial hiperreactivo, es decir que responde con mayor facilidad a estímulos y hace que se cierre con más frecuencia de lo que debería, como respuesta a diferentes situaciones cotidianas como la risa, el frío, el ejercicio, la tos y alérgenos ambientales, entre otros. Este cierre bronquial es el encargado de generar los síntomas clásicos del asma, que se denominan síntomas obstructivos del flujo aéreo, que son, principalmente, sensación de opresión torácica, tos persistente, respiración con silbido, sensación de ahogo, etcétera.

El problema principal de la inflamación —en cualquier parte del cuerpo— es que puede generar cambios en la estructura funcional inflamada. Aunque la inflamación es, en principio, un mecanismo de protección inmune generado por nuestro cuerpo, esta también tiene consecuencias negativas, que son aún más marcadas cuando se presenta de forma persistente y desproporcionada, como sucede en el asma no controlada.

Por ejemplo, en el pulmón se genera una de las principales complicaciones (evitables) del asma mal controlada, denominada "remodelación bronquial", en donde la estructura bronquial se vuelve más gruesa y menos distensible. Esto genera, en algunos casos, síntomas persistentes, ausencia o disminución de la respuesta al tratamiento, y disminución progresiva en la función pulmonar.

Por esto es de suma importancia, siempre que existan síntomas de asma, tener un tratamiento óptimo que disminuya el riesgo de estas complicaciones. Siempre les digo a mis pacientes, y se los enseño a ustedes, que una persona con asma bien controlada debe tener tan poca, o incluso nula, limitación pulmonar y de sus actividades cotidianas como si fuera una persona sana y sin asma. Un paciente con asma bien controlada permanece casi que asintomático.

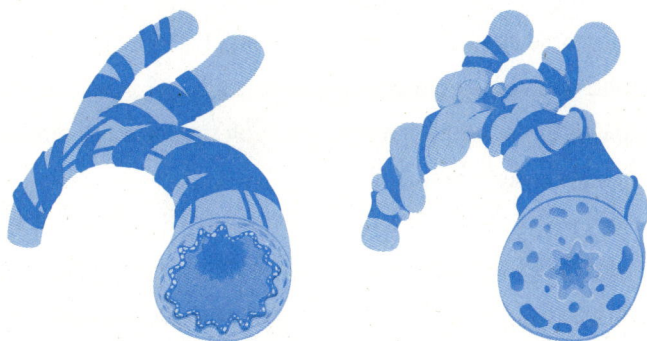

En la imagen del lado izquierdo pueden ver un bronquio sano, con su capa de músculo sin engrosamiento, y con espacio suficiente para transportar aire dentro y fuera del pulmón. En el lado derecho vemos lo contrario: un bronquio enfermo, con remodelación en su estructura, secundaria a la inflamación no controlada generada por el asma, con engrosamiento de la capa muscular y disminución del espacio interno, tornándose insuficiente para transportar aire dentro y fuera del pulmón.

Los síntomas generados por esta obstrucción inflamatoria bronquial pueden variar en intensidad y frecuencia, y a menudo empeoran con la exposición a alérgenos. Los más comunes son: dificultad para respirar, sensación de falta de aire, sobre todo durante la noche o en la mañana, con cambios bruscos de temperatura o al hacer ejercicio; sibilancias: pitos o silbidos en el pecho, sobre todo en la espiración; tos: especialmente por la noche o temprano en la mañana, y opresión en el pecho: sensación de presión en el pecho y de no poder llenar del todo los pulmones. Estos síntomas pueden ser intermitentes o persistentes y, en algunos casos, pueden llevar a una crisis asmática, una emergencia médica que requiere tratamiento inmediato.

El asma alérgica se desencadena por la exposición a alérgenos ambientales o aeroalérgenos, que tienen la capacidad de transportarse en el ambiente y ser inhalados con facilidad, generando una reacción alérgica que se traduce en síntomas de asma. Les hablaré un poco de los aeroalérgenos más comunes implicados en esta afección.

LOS ÁCAROS DEL POLVO

Miden entre 0,2 y 0,5 mm y pertenecen a la subclase de los ácaros (dentro de la clase de los arácnidos), por lo que son literalmente "arañas" microscópicas que habitan en casi todos los lugares del mundo, prefiriendo las zonas de clima templado y humedad relativa alta... ¡bingo!: los países tropicales.

Se alimentan de las escamas que libera nuestra piel y habitan, literalmente, en todos los lugares posibles a donde tienen acceso, sobre todo en colchones, tendidos, tapetes, cortinas, ropa, entre otros. En teoría, son "imposibles" de evitar, aunque existen ciertas recomendaciones que pueden disminuir su carga alergénica.

Las especies más comunes en países tropicales son *Dermatophagoides farinae*, *Dermatophagoides pteronyssinus* y *Blomia tropicalis*.

Así se ve un ácaro:

LA CASPA, SALIVA Y ORINA DE MASCOTAS

Como les dije antes, estos son los causantes de las alergias relacionadas con las mascotas. Por favor, no vuelvan a decir que es el pelo. El pelo de las mascotas NO genera alergia, son las proteínas de caspa, saliva y orina presentes en él. Por esto, también lamento decepcionarlos al decirles que las mascotas "hipoalergénicas" NO existen, pues así tengan pelo corto, también producen caspa, saliva y orina. Lo siento por mis queridos lectores engañados con su "Lassie hipoalergénico".

EL POLEN

Es liberado por árboles, gramíneas y malezas, y una causa frecuente de alergias intermitentes, antes denominadas "estacionales", típicas en países con estaciones climáticas.

Además de los aeroalérgenos, existen otros factores de riesgo que pueden aumentar la gravedad de los síntomas en el paciente con asma alérgica, tales como la predisposición genética, la exposición al humo de tabaco, la contaminación del aire, las infecciones respiratorias, la obesidad, el sedentarismo, entre otros.

El diagnóstico del asma alérgica consta de dos partes. La primera es un interrogatorio, donde se investigan los síntomas anteriormente mencionados, y que se apoya en una prueba de función pulmonar, y la segunda es una prueba de alergias ambientales (como la que les describí en el apartado de rinitis alérgica) para determinar a qué hace alergia el paciente.

Lo más importante para el diagnóstico de asma son el interrogatorio, la parte clínica y los síntomas. Los exámenes, en este caso, son de apoyo, y un médico experto puede hacer diagnóstico de asma incluso sin tener acceso a ningún examen.

El tratamiento del asma alérgica se centra en controlar los síntomas, reducir las exacerbaciones y mejorar la calidad de vida de quien la padece. Repito algo muy importante: un paciente con asma bien controlada debe tener una calidad de vida completamente normal, como un paciente sano.

Es fundamental que quede claro que, siempre que existan síntomas, el asma debe tener tratamiento. El paciente asmático con síntomas siempre debe tener tratamiento controlador con el fin de evitar complicaciones, que pueden ir desde exacerbaciones hasta incluso la muerte y, más importante aún, evitar la remodelación bronquial que les explicaba anteriormente, generada por la inflamación no controlada.

La piedra angular y fundamental del tratamiento del asma son los corticosteroides inhalados, medicamentos muy seguros que, normalmente, en las dosis usadas en inhalación (que son muy pequeñas), no tienen efectos secundarios graves, no retrasan la talla final de crecimiento del paciente, no generan obesidad, no generan dependencia, ni muchos otros mitos existentes respecto al manejo del asma. Está claro que el tratamiento es MILES DE VECES más seguro que no tener un tratamiento controlador.

Repitan otra vez después de mí: los corticosteroides inhalados, en las dosis usadas generalmente en asma, no tienen efectos secundarios graves, no retrasan la talla final de crecimiento del paciente, no generan obesidad, no generan dependencia, ni muchos otros mitos existentes respecto al manejo del asma.

El asma alérgica puede tener un impacto significativo en la calidad de vida de los pacientes, de sus familias, de su entorno laboral, estudiantil y social. Los síntomas frecuentes y las exacerbaciones pueden interferir con las actividades diarias, el trabajo, el estudio y el sueño. Los pacientes con asma alérgica también pueden experimentar ansiedad y estrés debido a la preocupación constante por los síntomas y las posibles crisis asmáticas. Por lo tanto, es importante que reciban apoyo emocional y educativo, así como acceso a recursos y programas de manejo y educación del asma.

Tips salvavidas

1 El asma siempre debe ser bien tratada y controlada, con el fin de disminuir complicaciones asociadas al mal control, las cuales pueden ser incluso mortales en algunos casos. Como dato curioso, el asma incluso "leve", cuando se controla mal, con un tratamiento inadecuado, puede ser mortal. Para que se hagan a la idea, un paciente con asma bien controlada tiene exactamente la misma capacidad pulmonar de un paciente sin asma; incluso hay deportistas de alto rendimiento y medallistas olímpicos con esta condición. Siempre busquen un control completo de síntomas.

2 Siempre que exista asma, se debe evaluar si el subtipo de asma es de origen alérgico (sí, hay diferentes subtipos de asma), ya que estos pacientes se pueden beneficiar de tratamiento con inmunoterapia o vacunas de alergias (esto se los explicaré más adelante) para buscar un mejor control de síntomas, disminuir la gravedad y el tiempo de la enfermedad y evitar exacerbación y complicaciones de esta.

3 Les recuerdo que el salbutamol NUNCA se usa como única terapia en el control del asma (aclaro que sí se puede usar en conjunto con otras terapias, pero NUNCA SE USA COMO ÚNICA TERAPIA CONTROLADORA). Está contraindicado, pues aumenta el riesgo de exacerbaciones, de crisis y de mortalidad. Si conocen a alguien que trate el asma solo con salbutamol, por favor díganle que debe consultar de inmediato.

INMUNOTERAPIA: LA CURA PARA LA ALERGIA

La inmunoterapia alérgeno específica, mejor conocida como "vacuna para la alergia", es un tratamiento médico utilizado para reducir la sensibilidad del sistema inmunológico a los alérgenos específicos. Este tratamiento ha demostrado ser altamente eficaz para diversas alergias, incluidas las respiratorias y las reacciones a los venenos de insectos.

La inmunoterapia no solo alivia los síntomas alérgicos, sino que también modifica el curso natural de la enfermedad; esto quiere decir que modifica la memoria inmunológica, proporcionando un beneficio a largo plazo, incluso después de finalizar el tratamiento. Para algunos pacientes esto implica la cura de su enfermedad alérgica.

La inmunoterapia alérgeno específica tiene sus raíces a principios del siglo XX; no crean que es algo nuevo o experimental —lo aclaro porque es una pregunta muy frecuente en consulta—. En 1911, Leonard Noon y John Freeman, en el Reino Unido, demostraron por primera vez que la administración de extractos de polen podía reducir los síntomas de la denominada entonces "fiebre del heno", ahora rinitis alérgica. Desde entonces, la inmunoterapia ha evolucionado significativamente, con mejoras en la seguridad y eficacia, y con mejor comprensión de los mecanismos inmunológicos que se generan con su administración controlada.

La inmunoterapia funciona mediante la administración gradual de dosis crecientes del alérgeno causante de la alergia hasta llegar a una dosis de mantenimiento, que debe sostenerse, dependiendo del caso, por tres a cinco años, con el fin de establecer este cambio inmunológico y memoria a largo plazo, que puede permanecer por cinco, diez, quince, veinte años, o más.

Este proceso induce varios cambios inmunológicos que generan la tolerancia del organismo al alérgeno, lo cual se traduce en menor cantidad de síntomas (o resolución de estos en muchos de los casos), y menores dosis de medicamentos y crisis.

Pero veamos en detalle los mecanismos principales de este tratamiento. La inmunoterapia provoca un cambio en el equilibrio de anticuerpos de la clase IgE (inmunoglobulina E) a IgG4 (inmunoglobulina G4). Esto puede parecer complicado, pero lo desgloso. La mayor parte de nuestro sistema inmune funciona con anticuerpos, que, como vimos antes, son proteínas que señalizan y dan una orden.

Hay diferentes clases y tipos de anticuerpos, y cada uno presta una función diferente. Hagamos de cuenta que los IgE (un tipo de anticuerpo) producen alergia, pero los IgG4 (un subtipo de anticuerpo de los IgG) son protectores. Entonces, si cambiamos el balance y subimos los protectores a la vez que bajamos los productores de alergia, los anticuerpos IgG4 bloquean el alérgeno y previenen su unión a los anticuerpos IgE, reduciendo así la liberación de histamina (principal sustancia involucrada en la generación de alergia) y otras sustancias mediadoras de la inflamación.

A su vez, las células reguladoras desempeñan un papel crucial en la tolerancia inmunológica, pues suprimen la respuesta inflamatoria y promueven una respuesta inmune más regulada y equilibrada. Son, por así decirlo, los bomberos de la respuesta inmunitaria, y las responsables de apagar o generar todas las alergias.

La inmunoterapia alérgeno específica está indicada para pacientes con rinitis alérgica, asma alérgica y conjuntivitis alérgica —causadas por pólenes, ácaros del polvo, y caspa, saliva y orina de animales— y con alergia a veneno de himenópteros —picaduras de abejas, avispas y hormiga roja—.

Existen dos formas para hacer inmunoterapia. La primera es la inmunoterapia subcutánea, que es la más tradicional y consiste en inyecciones subcutáneas que se ponen debajo de la piel. Les prometo que el dolor es mínimo, 1 sobre 10, en la escala de dolor. Se hace con dosis de alérgenos en dosis crecientes. Las inyecciones se administran dependiendo de la pauta que determine su médico, pero por lo general es una vez al mes, lo cual es cómodo para el paciente.

La inmunoterapia sublingual implica la administración de gotas en forma de espray de extractos de alérgenos debajo de la lengua. Es una alternativa más conveniente y segura, sobre todo para niños y personas con fobia a las agujas, y tiene una efectividad igual que la inyectada. Sin embargo, la diferencia de este tipo de inmunoterapia es que se realiza a diario, por lo cual podría ser inconveniente para algunos pacientes.

La inmunoterapia suele ser segura, pero como cualquier tratamiento, puede tener efectos secundarios. Los principales pueden ser algunas reacciones locales, como enrojecimiento, hinchazón y picazón en el sitio de la inyección o irritación oral en la sublingual, y algunas reacciones sistémicas, que son raras, pero pueden incluir síntomas como ronchas generalizadas, angioedema (hinchazón de labios y/o párpados), exacerbación de asma, y, en casos extremos, anafilaxia (reacción potencialmente mortal que veremos en detalle más adelante). Recordemos que los extractos que se usan hoy en día son muy seguros y el riesgo de reacciones graves es menor a 1 en 1 millón.

La inmunoterapia alérgeno específica representa un hito en el manejo de las enfermedades alérgicas. Más allá de ser una estrategia terapéutica, este tratamiento constituye una verdadera oportunidad para transformar la vida de los pacientes que la reciben. En contraste con las terapias sintomáticas, que se limitan a aliviar los signos y síntomas de las alergias, la inmunoterapia aborda las causas subyacentes del trastorno, modulando la respuesta inmunitaria y promoviendo una tolerancia duradera a los alérgenos responsables.

Los beneficios de la inmunoterapia no se limitan a la reducción de los síntomas o la disminución de la dependencia de medicamentos. Este tratamiento tiene un impacto directo y positivo en la calidad de vida de los pacientes. Desde la capacidad de disfrutar actividades al aire libre sin temor a exacerbaciones hasta el alivio de preocupaciones constantes por posibles desencadenantes, la inmunoterapia devuelve a las personas la libertad de vivir sin las limitaciones impuestas por las alergias.

Además, la evidencia científica respalda su efectividad a largo plazo y su papel preventivo, al frenar la progresión de las enfermedades alérgicas, como la rinitis alérgica hacia el asma. Esto subraya su importancia no solo como tratamiento, sino también como una inversión en la salud futura de los pacientes.

En definitiva, la inmunoterapia alérgeno específica es mucho más que un tratamiento médico; es una herramienta que permite a los pacientes recuperar el control sobre sus vidas y construir un futuro más saludable y pleno. Al optar por esta terapéutica, se abre la puerta a un horizonte de bienestar donde las alergias dejan de ser un obstáculo en el día a día.

ALERGIA ALIMENTARIA

Las alergias alimentarias son una respuesta inmunológica adversa a ciertos alimentos que el cuerpo identifica como dañinos, aunque no lo sean para la mayoría de las personas.

Los casos de alergia alimentaria han aumentado de manera significativa en las últimas décadas, convirtiéndose en un problema de salud pública a nivel mundial. Este aumento se ha observado en países desarrollados y en vía de desarrollo, afectando a personas de todas las edades, aunque es más común en niños, y se debe a causas multifactoriales, que, como ya saben, significa que no tienen una única explicación. El aumento de la incidencia de alergias alimentarias en el mundo es un fenómeno complejo que resulta de la interacción entre factores genéticos, ambientales y del estilo de vida.

Lo bueno es que hoy en día existe un mayor conocimiento con respecto al diagnóstico de las alergias alimentarias. Se estima que entre el 6% y el 8% de los niños, y aproximadamente el 2% al 4% de los adultos, en todo el mundo, padecen de alguna forma de alergia alimentaria. Sin embargo, estas cifras pueden variar según la región y el país.

Las alergias alimentarias son más comunes en la infancia, cuando se da una maduración y desarrollo completo del sistema inmunológico. Por esto, muchas personas —incluso algunos médicos— creen, erróneamente, que todas las alergias deben surgir en la niñez, pero esto no es así. Las alergias pueden aparecer en cualquier momento de la vida, por lo que esa creencia que tenemos tan arraigada de "es que yo ya había tolerado esto y no me había dado alergia" no funciona tan así, dado que una alergia puede aparecer en cualquier momento de la vida o incluso una alergia existente también puede desaparecer en cualquier momento de la vida. Esto se denomina "historia natural" de la enfermedad y hace alusión a cómo una enfermedad se comporta en el tiempo.

Aunque la aparición o existencia de alergia alimentaria es menor en adultos, en esta etapa de la vida tienden a ser más graves y menos propensas a desaparecer.

En muchos casos, las alergias a alimentos como la leche, el huevo o la soya pueden desaparecer con el tiempo, pero otras, como las alergias a los frutos secos, al maní y a los crustáceos tienden a persistir en la edad adulta. Sin embargo, los estudios de seguimiento difieren en los resultados según la población y región geográfica afectada. Pero, para efectos prácticos, digamos que la alergia de mejor pronóstico con respecto a su resolución es la de la leche de vaca, y las de peor pronóstico respecto a resolución (y síntomas) son las alergias a crustáceos, maní y frutos secos.

Entre los alimentos que causan alergias con más frecuencia, existen nueve que se consideran causantes de alrededor del 90% de todas las reacciones alérgicas en el mundo.

Son los famosos y mal denominados "alimentos alergénicos", pues cualquier alimento tiene la capacidad de provocar una alergia alimentaria. Yo los llamaría, más bien, "alimentos más alergénicos". Son los siguientes:

1. **Leche:** a sus proteínas, no a la lactosa (lo explicaré más adelante).
2. **Huevo:** la clara del huevo es más alergénica que la yema, pero ambos pueden desencadenar una respuesta alérgica.
3. **Soya:** harina de soya, bebida de soya, tofu.

4. **Trigo:** puede provocar tanto alergia como otros trastornos relacionados con el trigo, como la enfermedad celíaca (enfermedad autoinmune y NO alérgica) y la sensibilidad al trigo no celíaca.

5. **Maní:** esta es una de las alergias más peligrosas y comunes, con la mayor mortalidad a nivel mundial.

6. **Frutos secos:** (nueces, almendras, avellanas, etcétera).

7. **Pescados:** es una alergia diferente a la de los crustáceos, incluso hay pacientes con alergia a los pescados que pueden tolerar crustáceos, y viceversa.

8. **Crustáceos:** incluyen camarones, cangrejo, langosta, entre otros.

9. **Ajonjolí:** se agregó a este listado hace menos de una década, debido al aumento en el reporte de casos de alergia.

La frecuencia de aparición de alergias a estos alimentos también varía según la región. Por ejemplo, en Estados Unidos, la alergia al maní y a los frutos secos es una de las más comunes, mientras que, en Asia, las alergias a los pescados y crustáceos son más frecuentes. Posiblemente esto se deba a los hábitos alimenticios y a las exposiciones alimentarias que tienen estas poblaciones, según el lugar estudiado.

El aumento en la aparición de las alergias alimentarias en los últimos años ha generado muchas investigaciones y teorías sobre las posibles causas de este fenómeno. Les hablaré de algunos factores que podrían estar influyendo en este fenómeno. El primero es la teoría de la hipótesis de la higiene, que sugiere que el aumento en las medidas de higiene y la reducción en la exposición a infecciones y gérmenes en los primeros años de vida podrían estar contribuyendo al aumento de las alergias.

El sistema inmunológico, al no enfrentarse a infecciones y gérmenes comunes, podría reaccionar de manera exagerada ante sustancias inofensivas, como los alimentos. Otro factor es el de los cambios en la dieta, que se ha dado por el consumo de alimentos procesados y ultraprocesados, así como la introducción tardía de ciertos alimentos en la dieta infantil. La falta de exposición temprana a algunos alimentos, sobre todo los "más alergénicos", ha sido vinculada con un mayor riesgo de desarrollar alergia alimentaria, y hoy en día hay evidencia científica de que una exposición temprana, antes del primer año, tiene efectos protectores inmunológicos sobre el desarrollo de alergias alimentarias. Entonces, ya saben: si el profesional que les guía la alimentación complementaria en sus hijos les retrasa la introducción de alimentos más allá del año... algo está fallando. Esto solo es válido en caso de que haya una alergia diagnosticada; ni siquiera está indicado cuando existan antecedentes familiares de alergia alimentaria.

También se sabe que hay factores genéticos que tienen una incidencia en la presentación de las alergias alimentarias. Si uno o ambos padres tienen cualquier tipo de alergia, incluidas las alimentarias, sus hijos tienen un mayor riesgo de desarrollarlas. Sin embargo, el componente genético no explica por completo el aumento en los casos de estas alergias alimentarias. La contaminación, el cambio climático y la exposición a sustancias químicas en el entorno también podrían influir en la respuesta inmunológica del cuerpo, aumentando la susceptibilidad al desarrollo de las alergias. Por último, volvemos de nuevo a hablar de nuestra microbiota intestinal, pues investigaciones recientes han señalado que la composición de las bacterias y microorganismos en el intestino podría tener un papel crucial en el desarrollo de alergias alimentarias. Un desequilibrio en la microbiota causado por el uso excesivo de antibióticos, una dieta deficiente en fibra y en variedad de frutas y verduras, y un estilo de vida sedentario, podría aumentar el riesgo de desarrollar alergias.

Las alergias alimentarias tienen un impacto significativo en la calidad de vida de las personas afectadas y de sus familias. Para quienes viven con esta condición, evitar los alimentos desencadenantes requiere una vigilancia constante, lo que puede generar ansiedad y limitar la participación en actividades sociales, como comer fuera de casa, asistir a eventos familiares, guarderías y colegios.

> **🔖 Tip salvavidas**
>
> Las alergias alimentarias son serias; incluso una pequeña cantidad del alimento implicado puede generar síntomas graves, e incluso la muerte de la persona que la sufre. NO se le ofrece "un poquito", "un pedacito", "la puntica no más" a una persona con alergia alimentaria.

Es importante no confundir la alergia alimentaria con la intolerancia alimentaria. En las intolerancias, como la intolerancia a la lactosa, el cuerpo tiene dificultad para digerir ciertos alimentos, pero no involucra una respuesta inmunológica ni pone en riesgo la vida en ningún caso.

Los síntomas de una alergia alimentaria pueden variar según la persona, la edad y la cantidad de alimento consumido. En algunos, una cantidad muy pequeña, muy muy pequeña, incluso polvo de un grano de maní, podría desencadenar una respuesta alérgica grave y comprometer la vida del paciente con alergia alimentaria, mientras que otras reacciones pueden tener síntomas más leves o retardados.

Los síntomas son muy variados y podríamos dividirlos en dos grandes grupos, dependiendo de los mecanismos inmunológicos involucrados en las reacciones.

En el primer grupo se encuentra la alergia generada por anticuerpos, y en el segundo, la alergia no generada por anticuerpos o generada por células. Esto nos habla a grandes rasgos de la velocidad con la que ocurre la reacción. A estas alturas ya saben que los anticuerpos son proteínas preformadas y listas para generar respuesta, por lo que los síntomas son inmediatos, ocurren de quince minutos a una hora luego de la ingesta del alimento culpable; en la alergia generada por células, las células deben encender un mecanismo inmunológico que se comenzará a formar después de identificar al agresor, así que los síntomas son retardados y se generan incluso hasta días después de la ingesta.

Y entonces se preguntarán: ¿cómo se puede generar una alergia sin anticuerpos? Otro de los mecanismos inmunológicos para generar reacciones alérgicas son las reacciones generadas por células. Además de los anticuerpos, las células también tienen receptores en su membrana capaces de reconocer antígenos/alérgenos. Esto ocurre clásicamente con el Linfocito T, que tiene en la membrana el receptor TCR, que actúa literalmente como si fuera un anticuerpo, provocando un reconocimiento específico hacia lo que fue generado e iniciando una respuesta inmunitaria una vez la molécula es reconocida. Sin embargo, esta reacción es diferente a la que causan los anticuerpos, dado que es un proceso que puede tomar horas, días, o incluso semanas para generarse. Por esto se denominan "reacciones de hipersensibilidad retardadas"; la célula no tiene gránulos pre-formados ni sustancias inflamatorias listas para liberar, como los mastocitos, sino que debe encender un mecanismo inflama-torio para la síntesis de estas sustancias, y esto toma tiempo.

La principal alergia alimentaria no mediada por anticuerpos y antes del primer año de vida es la alergia a la proteína de la leche de vaca. Acá tengo que hacer una claridad muy importan-te, pues sé que es gran motivo de confusión, y es la diferencia entre la lactosa (molécula de dos azúcares unidos entre sí) y las proteínas de la leche de vaca (caseína, alfa lactoalbúmina, beta lactoglobulina, proteína de suero bovino, entre otros). Nuestro sistema inmune produce alergias a moléculas de pro-teínas y no a azúcares, por lo que la alergia a la leche es a las proteínas y no a la lactosa. Lo que se genera a la lactosa es la intolerancia, que ocurre cuando nuestro sistema digestivo no es capaz de separar las dos moléculas de azúcar que la compo-nen para luego digerirlas; esta se acumula en nuestro intestino y es fermentada por la microbiota, lo que provoca flatulencia, pesadez, diarrea, y los síntomas que conocemos con respecto a la intolerancia a la lactosa. Entonces, es claro que en este caso no interviene nuestro sistema inmune, ¿verdad?

Por otro lado, se podría generalizar (ojo, la gran mayoría, pero no todas) y decir que el resto de las alergias después del primer año de vida son mediadas por anticuerpos, que generan reacciones inmediatas tras el consumo del alimento. Las más frecuentes en la niñez son el huevo y el maní, y en la adultez, el maní y los crustáceos. La ventaja de este tipo de alergias con respecto a las anteriores es que se pueden medir en una prue-ba, por lo que se facilita su diagnóstico y la identificación del alimento culpable de la reacción.

Estos son los síntomas más comunes de la alergia alimentaria que ocurren INMEDIATAMENTE tras la ingesta del alimento sospechoso:

◎ En la piel: urticaria (ronchas rojas e hinchadas), picazón, enrojecimiento o hinchazón de labios, lengua o cara.

◎ En el aparato digestivo: náuseas, vómitos, calambres abdominales dolorosos, diarrea.

◎ En el sistema respiratorio: dificultad para respirar, silbidos en el pecho, congestión nasal, crisis de tos.

◎ En el sistema cardiovascular/neurológico: mareos, desmayos, pulso acelerado y/o presión arterial baja.

◎ En los casos más graves, la alergia alimentaria puede provocar una reacción llamada anafilaxia (hay un capítulo completo dedicado a este tema), que puede incluir una combinación de los síntomas anteriores y puede ser mortal si no se trata de inmediato. La anafilaxia requiere atención médica urgente y la administración de adrenalina o epinefrina (son sinónimos, se trata del mismo medicamento) de forma intramuscular.

El diagnóstico de una alergia alimentaria se realiza a través de una mezcla de historial clínico, pruebas cutáneas y análisis de sangre. En algunos casos, se puede realizar una prueba de provocación controlada, en la que se introduce el alimento de manera gradual, bajo estricta supervisión médica, con el fin de replicar la reacción y confirmarla o excluirla.

El tratamiento principal de una alergia alimentaria es evitar el alimento desencadenante. Para las personas con alergias severas, se recomienda llevar siempre consigo una inyección de epinefrina, que puede salvarles la vida en caso de anafilaxia.

Para quienes padecen alergias alimentarias, el control diario puede ser un desafío constante, en especial cuando se trata de comer fuera de casa, por lo que la educación y la concienciación son fundamentales para prevenir reacciones.

El etiquetado de alimentos tiene un papel crucial en la prevención de reacciones alérgicas. En muchos países, la legislación obliga a las empresas alimentarias a destacar los principales alérgenos en las etiquetas de los productos, lo que facilita que las personas con alergias puedan identificar y evitar los alimentos que les podrían causar daño. Desafortunadamente, en todos los países latinoamericanos esto todavía no es obligatorio, pero en la mayoría sí existe una legislación clara con respecto a este tema.

Además, es fundamental que las personas con alergias alimentarias trabajen en estrecha colaboración con su médico o alergólogo para desarrollar un plan de acción en caso de reacciones graves. El campo de la alergia alimentaria ha sido objeto de muchas investigaciones recientes y posiblemente en los años siguientes habrá nuevas terapias.

🔖 **Tip salvavidas**

Siempre que tengan una reacción inmediata, que ocurre de cinco a quince minutos hasta una hora después del consumo de un alimento, y que, por lo general, se manifiesta con rochas o hinchazón de labios y/o párpados, corran y lávense la boca, las manos y los restos de alimentos. Estén vigilantes de que no surjan síntomas más allá de la piel. Me explico: que no aparezcan síntomas pulmonares como tos, silbidos en el pecho o ahogo; gastrointestinales, como vómitos o cólicos abdominales dolorosos; neurológicos, como pérdida de la consciencia o mareo. Si estos ocurren en simultánea con los síntomas en piel, ¡ojo! Se trata de una anafilaxia, reacción potencialmente mortal que, como ya les conté, requiere manejo inmediato con adrenalina intramuscular y consulta por el servicio de emergencias.

INTOLERANCIA O ALERGIA

Con frecuencia vemos que ambos términos se utilizan indistintamente, pero no, no son lo mismo. Recordemos la definición de alergia que ya les expliqué: es una reacción generada por nuestro sistema inmunológico, y esto hace toda la diferencia.

El sistema inmune es preciso, sagaz, y no falla, por lo que la capacidad de reconocimiento en las alergias será, primero, medible con una prueba, y, segundo, siempre generará síntomas, gracias a la memoria inmunológica.

En cambio, en las intolerancias todo es diferente, porque NO se generan por nuestro sistema inmune, sino por muchos otros factores, tanto del paciente como de lo consumido (que, por lo general, es un alimento). Entre estos se encuentran cosas tan variables como el estado de ánimo de la persona, si ha ingerido o no otros alimentos, la hora del día, además del tipo de alimento, su cocción, su presentación, etcétera.

¿Se puede hacer una prueba inmunológica para detectar una intolerancia alimentaria? Si usted fue capaz de responder esta pregunta: felicitaciones, sabe más de intolerancias alimentarias que muchas personas. Si no, por favor lea nuevamente el párrafo anterior a este.

Las intolerancias alimentarias NO SON GENERADAS POR EL SISTEMA INMUNE, así que no existe una prueba inmunológica, ni tiene sentido medir inmunoglobulinas para hacer su diagnóstico. Existen muchas pruebas NO validadas en el mercado, que valen miles de dólares y que utilizan la medición de inmunoglobulinas para el diagnóstico de intolerancia alimentaria. La ciencia es cambiante y no sé si en algunos años esto vaya a seguir siendo así, pero en este momento en el que escribo este libro, no hay pruebas que detecten estas intolerancias.

Recuerden: la alergia es 100% reproducible, lo que quiere decir que siempre que nos exponemos al alérgeno causal se generan síntomas. Además, solemos tener una prueba inmunológica para medir esa memoria inmune que detecta el alérgeno. En las intolerancias no siempre se presentan síntomas cuando la persona se expone al alimento en cuestión y NO EXISTE UNA PRUEBA INMUNOLÓGICA PARA DETECTARLAS.

DERMATITIS ATÓPICA

La dermatitis atópica es la enfermedad crónica de la piel más común en pediatría y puede afectar hasta al 20% de la población pediátrica. Sin embargo, no es una enfermedad que afecte solo a niños, ya que en hasta más de un tercio de los pacientes que la padecen en la niñez, esta permanecerá hasta la edad adulta, e incluso en pacientes sanos que nunca la tuvieron en la infancia, podría aparecer de la nada en la adultez.

Esta enfermedad tiene una alta carga genética, y tener a padre o madre con esta condición aumenta en gran medida el riesgo de padecerla, aunque también podría aparecer sin ningún antecedente.

La dermatitis atópica está caracterizada por un síntoma inequívoco que ocurre en la gran mayoría de personas que la sufren, y es la picazón intensa como síntoma principal. Este síntoma incluso es considerado uno de los criterios más importantes para hacer su diagnóstico y es muy raro que no esté presente, incluso algunos autores no consideran la posibilidad diagnóstica en ausencia de piquiña en la piel.

Además de la picazón, se generan enrojecimiento e inflamación de la zona afectada, que por lo general son los pliegues que se producen cuando flexionamos alguna parte de nuestro cuerpo, como, por ejemplo, los codos, las rodillas, los párpados, el cuello, y, en pacientes lactantes, sobre todo el tórax y la cara.

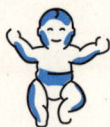

BEBÉS / LACTANTES

- Mejillas y cara (no en triángulo nasolabial)
- Cuero cabelludo
- Tronco y caras extensoras de extremidades

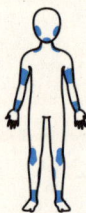

NIÑOS

- Flexuras de los codos y las rodillas
- Pliegue de la muñeca
- Nuca
- Zona perioral
- Mejillas
- Dorso de manos y pies

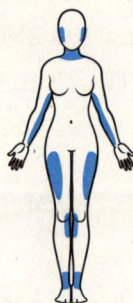

ADULTOS

- Flexuras de los codos y las rodillas
- Cara
- Cuello
- Mejillas
- Dorso de manos y pies

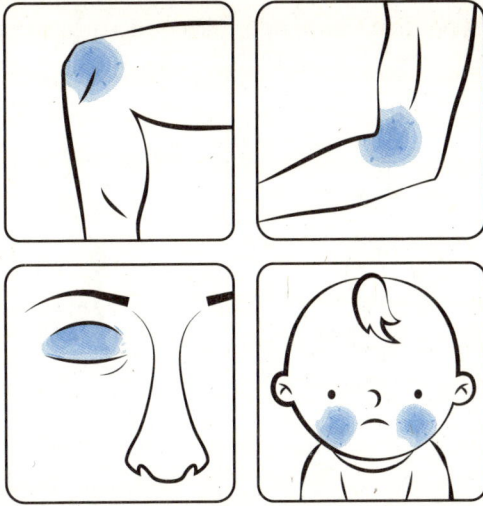

La dermatitis atópica es una enfermedad compleja que involucra muchísimos factores, tanto genéticos como ambientales, y no solo afecta físicamente a quienes la padecen, sino que también puede tener un impacto significativo en su bienestar emocional y calidad de vida.

Esta condición se produce, en principio, por un daño en la barrera de la piel. Pensemos en esta como si fuera un edificio construido por capas de células, importantes para generar un efecto protector y de barrera hacia todo lo externo: microorganismos, alérgenos, contaminantes, químicos. El paciente con dermatitis atópica pierde ese sello, su barrera, y esto es lo que lo lleva a generar los síntomas clásicos de la enfermedad.

Cuando esta barrera desaparece o se debilita, ocurren dos cosas que son fundamentales para el desarrollo de los síntomas. La primera es que todo lo del medioambiente externo puede cruzar y entrar a la piel, generando irritación y/o alergia, y lo segundo y más importante es que el agua y los factores naturales de humectación de la piel se pierden y se genera algo que se denomina pérdida transepidérmica de agua, la cual es causante de la xerosis (sequedad) clásica del paciente con dermatitis.

PROBLEMAS DE LA FUNCIÓN BARRERA

Piel sana

Piel atópica

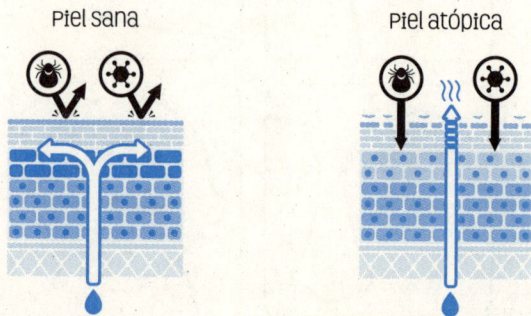

- Evaporación o pérdida normal de agua
- Alérgenos no penetran
- El agua se evapora y los alérgenos no pueden penetrar en la piel

- Evaporación o pérdida masiva de agua
- Alérgenos penetran en la piel
- La piel no desarrolla su función barrera o protectora: se pierde o evapora mucha agua, lo que provoca resequedad. Los alérgenos penetran fácilmente en la piel, provocando una reacción alérgica

Varios estudios han demostrado que la dermatitis atópica está asociada con una carga emocional considerable, tanto para los pacientes como para sus familias, e incluso se han demostrado más niveles de depresión y ansiedad en quienes la padecen. Las lesiones visibles y la picazón constante pueden impactar su autoestima; la apariencia visible de la piel afectada puede generar vergüenza y preocupación por el juicio de los demás, lo que puede llevarlos al aislamiento social.

Sin mencionar la que considero la parte más importante, que son los trastornos del sueño. ¿Ustedes los han tenido? Esto sí que es una verdadera pesadilla, por el motivo que sea. Pues imagínense sentir la piel en llamas con resequedad intensa y piquiña descontrolada las 24 horas del día.

En estos pacientes, la picazón intensa y la irritación de la piel pueden interferir significativamente con el sueño; se les dificulta conciliarlo y mantener un descanso reparador. La falta de sueño adecuado puede contribuir a la fatiga, el estrés, la depresión y la irritabilidad durante el día, lo cual se vuelve un círculo vicioso, dado que, a mayor estrés, mayores manifestaciones cutáneas.

Otra parte fundamental es la carga familiar, y no solo de esta enfermedad alérgica, sino de todas. No las voy a repetir aquí, pero sí que la parte familiar es bien importante en este cuento, y en este libro. Los padres, hermanos y cuidadores de niños con dermatitis atópica pueden experimentar estrés adicional, debido a la preocupación por la salud y el bienestar de quienes la padecen, así como por las altas cargas económicas, sociales, culturales y mentales asociadas con el manejo de la enfermedad.

El tratamiento de la dermatitis atópica consiste fundamentalmente en reponer esa barrera cutánea inexistente o debilitada, además de evitar perpetuar las agresiones que se le generan a la piel.

🔖 **Tip salvavidas**

Les dejo aquí algunas recomendaciones generales que pueden ayudar al cuidado de la piel del paciente con dermatitis atópica —e incluso la de cualquier persona—.

El punto clave y paso más importante es la humectación de la piel, dado que esto ayuda a reponer la barrera cutánea y puede generar ese sello externo faltante en el paciente con dermatitis. Acá muchos de ustedes se confunden y me dicen, "es que yo tomo mucha agua"... Y sí, está bien tomar mucha agua, es algo completamente saludable, pero en este caso hablamos de crema. Humecten la piel al menos dos veces por día. También pueden aplicarse vaselina encima de la crema hidratante para prevenir la aparición de brotes de dermatitis atópica. Usen cremas ojalá emolientes (cremas humectantes con alto contenido de grasas y ceramidas) que mantengan la humedad. Elijan productos que no tengan perfumes ni aditivos; recuerden que las fragancias y demás conservantes son la principal causa de dermatitis de contacto alérgica.

El mejor momento para aplicarse la humectante es después del baño. Incluso pueden hacerlo con la piel húmeda, pues esto facilita la absorción y retención de la crema. Aunque recuerden que deben repetirlo varias veces al día.

Tomen baños o duchas más cortos, que duren de dos a cinco minutos. Y usen agua tibia en vez de caliente. El contacto permanente con agua, sobre todo con la caliente, paradójicamente aumenta la resequedad y pérdida de agua de la piel.

Usen solo jabones suaves, o mejor, no los usen. El jabón debilita aún más esa barrera de la piel. Pueden utilizar limpiadores tipo syndet (detergentes sintéticos) o aceite de ducha. Recuerden que los jabones antibacteriales y desodorantes pueden secar la piel.

Séquense con cuidado. Después de ducharse, séquense la piel dándole golpecitos con delicadeza con una toalla suave. Restregar la toalla de forma brusca puede generar daños a la barrera cutánea y aumentar los síntomas de la dermatitis.

Y ahora hablemos de la pregunta del millón: ¿los productos hipoalergénicos de verdad existen? Son productos formulados con ingredientes que se consideran menos propensos a causar reacciones alérgicas en personas sensibles. Esta definición puede aplicarse a una amplia gama de productos, incluidos cosméticos, jabones, detergentes y productos para el cuidado de la piel.

En muchos países no existe una regulación estricta que defina qué significa "hipoalergénico", así que los fabricantes pueden etiquetar sus productos como tales sin cumplir con criterios específicos. Además, recuerden que la alergia es "personal e intransferible", y lo que para unos puede ser altamente alergénico, podría no desatar ninguna reacción en otros.

Algunos de estos productos pueden estar formulados sin los alérgenos más comúnmente involucrados en reacciones de dermatitis de contacto, mientras que otros pueden contener ingredientes que, aunque es menos probable que causen reacciones, aún podrían desencadenar alergias en algunas personas.

Entonces, ¿publicidad versus realidad? La etiqueta de "hipoalergénico" podría utilizarse a menudo como una estrategia de marketing para atraer a consumidores preocupados por alergias o sensibilidades cutáneas. Esto puede dar lugar a la percepción de que el producto es seguro para todos, lo que no siempre es el caso. Recuerden que cada persona tiene un sistema inmune diferente y lo que le genera síntomas a una persona no se los genera a los demás por igual.

Aunque muchos productos hipoalergénicos son posiblemente menos propensos a causar reacciones, siempre existe la posibilidad de que una persona alérgica reaccione a un ingrediente específico. Por lo tanto, es recomendable leer las etiquetas e identificar los alérgenos según cada caso. Para esto pueden ayudarse de su alergólogo y de una prueba de parche (se las explicaré más adelante), que finalmente determinará el posible alérgeno culpable de sus síntomas.

DERMATITIS DE CONTACTO

Les aseguro que buena parte de las chicas y chicos que están leyendo este libro la han tenido; es más, podría decir que todos. Por casualidad, ¿recuerdan si alguna vez aplicaron un cosmético, mascarilla, champú, lo que sea, en la piel y, de repente, esta se les volvió nada? ¡Bingo! Tuvieron dermatitis de contacto.

La dermatitis de contacto es una inflamación de la piel causada por la exposición a sustancias irritantes o alérgenos, y según ocurra lo anterior, se divide en dos categorías: dermatitis de contacto alérgica y dermatitis de contacto irritativa. Vamos a simplificar estos términos.

DERMATITIS DE CONTACTO ALÉRGICA

Ocurre porque nuestro cuerpo identifica una sustancia externa como nociva, produce una reacción, y nuestro sistema inmune, mediante la inflamación, es el encargado de hacer el daño que se genera en nuestra piel. Es una reacción que se denomina reacción de hipersensibilidad retardada (tipo IV) y, para simplificar la comprensión, pero al mismo tiempo hacer más difícil la investigación, es una reacción que puede ocurrir hasta siete días después de que la piel tenga contacto con ese posible alérgeno. Por esto es un reto descubrirla. ¿Se imaginan con cuántos productos tuvimos contacto en la última semana? Imposible saberlo a ciencia cierta.

Esta dermatitis representa aproximadamente el 20% de los casos de dermatitis de contacto y varía según la población y la exposición a alérgenos específicos, siendo más frecuente en mujeres. ¿Adivinan por qué? Para no generalizar, expongo el caso de mi mamá. Mi querida madre, que amo, SE PONE CUANTA COSA SE LE ATRAVIESE EN LA PIEL. Sí, señoras y señores, parece un minimercado andante: se pone mascarillas de alimentos, azúcar, huevo en el pelo, aguacate, mayonesa, todo lo que les quepa en la cabeza, y a ella también; sin embargo, recordemos que la piel NO ESTÁ HECHA PARA DIGERIR PROTEÍNAS NI ALIMENTOS. Esto puede generar daños en la barrera cutánea y, en vez de tener ese efecto buscado de "belleza", puede ocasionar una verdadera dermatitis de contacto y dejarlas más bien como la Bruja del 71. Y ojo con esto: no quiero sonar machista por decir que afecta más a las chicas, sino que en la literatura médica es el personal de más riesgo dado que naturalmente se exponen a más productos cosméticos que nosotros los hombres.

P. D.: Repitan después de mí: en la piel no se ponen alimentos, los alimentos se comen por la boca. Otra vez, por favor. 🍎

Estos son los alérgenos más comúnmente implicados en el desarrollo de la dermatitis de contacto alérgica: metales como níquel, cobalto, paladio; fragancias y conservantes que se encuentran en productos cosméticos y de cuidado personal; plantas como hiedra venenosa, lactonas sesquiterpénicas, y gomas y resinas como látex, adhesivos, guantes de caucho.

> 🔖 **Tip salvavidas**
>
> No es por satanizar, pero sí para que sospechen cuando usen ciertos productos. Repitan esto: mientras más rico huele, más potencial tiene de generar dermatitis. Ojo, esto no quiere decir que vaya a pasar, pero ahí les dejo ese dato. Si tienen dermatitis, sobre todo en manos, nunca hagan ni una sola tarea del hogar sin usar: 1. Un guante de tela 2. Encima del anterior, un guante plástico. Ni una tarea doméstica es ni una. Ni siquiera lavar una cuchara.

En la dermatitis de contacto alérgica tenemos una ventaja con respecto al diagnóstico y es que existe una prueba para detectarla. Recordemos que una reacción alérgica debería ser mediada por nuestro sistema inmune, que identifica los alérgenos en las pruebas. Pero como no hay una sola prueba en medicina que sea 100% confiable, en ocasiones nos llevamos sorpresas, incluso cuando tenemos un sospechoso supuestamente 100% culpable podemos tener una prueba negativa.

La prueba que se realiza para detectar esta alergia es distinta a la que se usa para alergias respiratorias, dado que en este caso estamos midiendo un mecanismo de respuesta inmune diferente, denominado "hipersensibilidad de tipo IV o retardado". Todas las pruebas en alergología son diferentes y se hacen dependiendo del tipo de reacción que se hubiera sufrido; por esto es tan importante un adecuado interrogatorio en consulta antes de ordenar cualquier prueba.

La prueba que se hace para detectar la dermatitis de contacto alérgica se llama "prueba de parche", y consiste en aplicar pequeños discos con alérgenos en la piel y observar las reacciones cutáneas después de cuarenta y ocho a noventa y seis horas, por lo que la prueba toma una semana completa. El parche se aplica en la espalda el día 1, se retira el día 3 y se lee el día 5; recordemos que hablamos de reacciones "retardadas" que pueden llevar días en aparecer, y es por esto que se evalúa durante una semana completa.

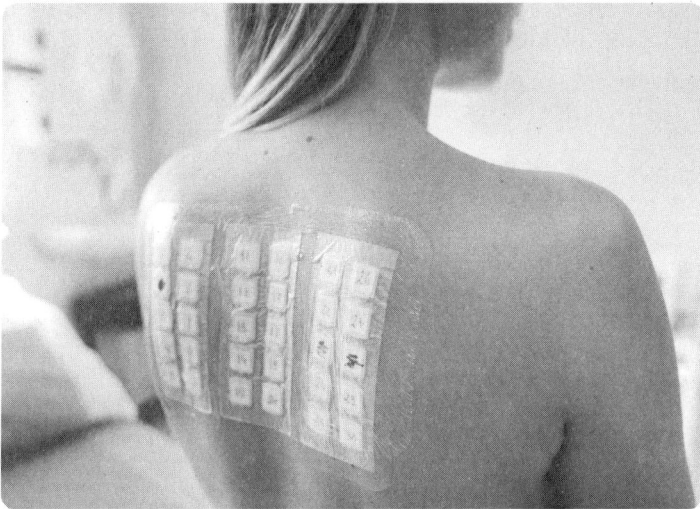

DERMATITIS DE CONTACTO IRRITATIVA

En este caso, nuestro sistema inmune no identifica ninguna sustancia "nociva", sino que es esa misma sustancia, por sus características físicas o químicas, la que genera una reacción que provoca el mismo daño que una alergia.

La dermatitis de contacto irritativa es la forma más común de dermatitis de contacto, representando aproximadamente el 80% de todos los casos. Puede afectar a cualquier persona, pero por lo general se produce en personas que tienen contacto frecuente con sustancias irritantes, sobre todo en los ámbitos de limpieza, salud, peluquería, construcción, pintura, entre otros.

Los irritantes más comúnmente implicados en el desarrollo de la irritativa son: productos de limpieza como detergentes, lejía (blanqueador) y disolventes; ácidos y álcalis de los productos químicos industriales y materiales físicos, como fricción, calor, frío extremo o trabajos húmedos (como, por ejemplo, cuando se deben lavar las manos varias veces al día o trabajar con guantes).

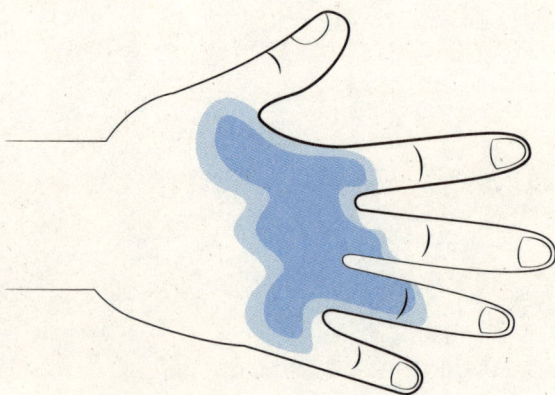

La dermatitis de contacto, tanto irritativa como alérgica, puede ocurrir en cualquier lugar del cuerpo, y estos son sus síntomas principales:

1. **Eritema y edema:** es decir, irritación e hinchazón, que se suelen generar en el área de contacto con el irritante (por esto se denomina dermatitis de CONTACTO).

2. **Xerosis y descamación:** o sea, piel seca, como de culebra, que sucede por la pérdida de las últimas capas de la piel, que se ven como escamas. Tal como cuando nos insolamos y días después se cambia nuestra piel. P. D.: no hay nada más malo con respecto al riesgo de cáncer de piel que una quemadura solar. Una sola quemadura solar severa que causa ampollas en la piel puede más que duplicar el riesgo de melanoma en la edad adulta. Para los que no saben, el melanoma es el cáncer cutáneo más agresivo y con más mortalidad. Sé que este es un libro sobre alergias, pero no sobra el recordatorio, y ni les cuento lo que sucede incluso con UNA SOLA SESIÓN DE CÁMARA BRONCEADORA. Los quiero vivitos y coleando.

3. **Rascado y ardor:** casi siempre son sensaciones molestas que acompañan la inflamación y el daño de la barrera cutánea.

4. **Pérdida de la estructura normal de la piel:** en casos más graves, se da la aparición de fisuras, ampollas u otro tipo de lesiones.

Los tratamientos de las dos dermatitis de contacto son muy similares, pues finalmente el daño cutáneo que se genera es muy similar. Consisten en evitar la exposición a la sustancia causante, que en la alérgica se identifica mediante la prueba de parche. Sin embargo, en la irritativa se "sospecha" de posibles agentes irritantes cutáneos. Se debe tener un adecuado cuidado de la piel y de la barrera cutánea, que, para mí, es de las partes más importantes del tratamiento. Cuando la barrera de la piel se ha deteriorado y ya tenemos algún tipo de lesión, va a ser más difícil que se recupere, así que cualquier alérgeno o irritante va a tener más fácil el acceso y la capacidad de perpetuar la lesión previamente generada. La recomendación general es el uso de emolientes y barreras protectoras para restaurar la barrera cutánea, como cremas con óxido de zinc. Y, por último, pero no menos importante, está el tratamiento médico, que muchas veces es necesario para controlar la inflamación. Recuerden que cada tratamiento médico es personalizado y no existe una fórmula secreta para curar todos los síntomas. Siempre consulten a su médico.

> ## 🔖 Tip salvavidas
>
> ¿Les suenan los triconjugados? Son esas cremas que traen tres medicamentos en una, casi siempre un antiinflamatorio, un antibiótico y un antifúngico... pues les cuento que NO ESTÁN RECOMENDADAS, a excepción de ciertos casos muy especiales, y únicamente ordenadas por un médico. No se automediquen; en casos no indicados, estas cremas podrían mejorar la lesión en un principio, pero después agregarle otros tipos de dermatitis de contacto a la inicial.

ALERGIA A LAS PICADURAS

Las alergias a picaduras de insectos, sobre todo de mosquito, son una de las causas más comunes de consulta. Les aseguro que todos hemos tenido ese dolor de cabeza cuando nos pica un insecto y nuestro sistema inmune reacciona de forma exagerada.

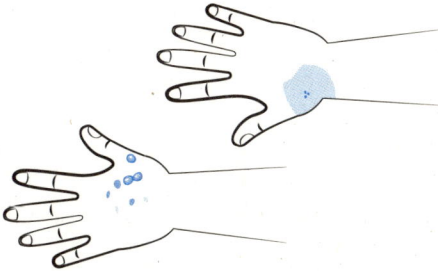

El "prurigo por picadura de insecto", o alergia a las picaduras de los insectos, es más común de lo que se imaginan, sobre todo en pediatría. Aunque es algo molesto y en algunos casos incapacitante, por lo general es una entidad "leve" que no amenaza la vida del paciente.

Les voy a dar un parte de tranquilidad a muchos lectores con respecto a una de las preocupaciones más frecuentes de pacientes "muy alérgicos a las picaduras de mosquitos": ¿debo hacer pruebas para picaduras de abejas? Si me pica una abeja, ¿me muero? La respuesta es NO. Son dos especies completamente diferentes y, por lo general, no hay correlación entre una reacción y la otra. Así que quienes son muy alérgicos a las picaduras de mosquitos no deberían preocuparse si los pica una abeja/avispa/hormiga roja —que, en adelante, denominaremos himenópteros—.

Anécdota: la primera vez que leí el nombre *himenópteros*, casualmente estaba estudiando para
pasar el examen de admisión a Alergología. Por
supuesto no sabía qué era, me reí y lo busqué en
el diccionario. Se los comparto, para que no se
les olvide. "Los himenópteros (abejas, avispas y
hormigas) son insectos caracterizados por tener
dos pares de alas membranosas y el ovopositor
modificado en forma de un aguijón que les sirve
para inyectar veneno con fines defensivos"[1].

Las alergias a las picaduras pueden variar, desde leves reacciones locales (por insectos) hasta reacciones sistémicas graves
(generalmente por himenópteros), conocidas como anafilaxia,
que pueden ser mortales. Comprender las causas, los síntomas
y los tratamientos disponibles es crucial para manejar de manera adecuada estas alergias.

Las picaduras de himenópteros son las principales causas
de alergias graves a picaduras; por fortuna, son una causa muy
leve de las anafilaxias, por debajo del 1% estas, pues las principales son alimentos y medicamentos.

Durante la picadura, dependiendo del insecto, estos inyectan veneno (himenópteros) o saliva (mosquitos), que contiene proteínas alergénicas, que son identificadas por nuestro
sistema inmune y pueden provocar una respuesta alérgica.
El sistema inmunológico de algunas personas reconoce estas

---

1   Sociedad Española de Alergología e Inmunología Clínica. Disponible en:
https://seaic.org/pacientes/conozca-sus-causas/himenopteros

proteínas como nocivas, activando una respuesta inmunitaria y generando la reacción.

La respuesta inmune comienza con la sensibilización, que como ya sabemos es la fase de reconocimiento del alérgeno, donde el cuerpo produce anticuerpos IgE específicos contra el veneno. En exposiciones posteriores, estos anticuerpos, unidos al mastocito, reconocen el veneno y desencadenan la liberación de histamina y otras sustancias inflamatorias por parte de los mastocitos y basófilos, generando síntomas de la reacción alérgica.

Las reacciones alérgicas a picaduras pueden clasificarse en cuatro categorías principales.

◎ **Reacciones locales:** son las más comunes y menos graves. Se caracterizan por dolor, hinchazón y enrojecimiento en el sitio de la picadura. La hinchazón puede ser considerable, pero rara vez es peligrosa. Suelen resolverse en unos pocos días. Consulta por alergología opcional.

◎ **Reacciones locales extensas:** implican una hinchazón que se extiende más allá del área inmediata de la picadura. Según algunos autores, hacen referencia a una hinchazón que crece alrededor de 10 cm. Aunque pueden ser incómodas y duraderas, por lo general no son peligrosas. Consulta por alergología ojalá.

◎ **Reacciones cutáneas sistémicas:** los síntomas incluyen ronchas de forma generalizada (urticaria), hinchazón de labios, lengua, párpados, pero sin afectar ningún otro sistema diferente a la piel. Se limita solo a este. Consulta por alergología obligada.

◎ **Reacciones sistémicas (anafilaxia):** estas son las reacciones más graves y potencialmente mortales. Los síntomas incluyen ronchas de forma generalizada, hinchazón de labios, lengua, párpados y garganta, dificultad para respirar, dolor abdominal, vómitos, diarrea, mareos y pérdida de consciencia. La anafilaxia requiere atención médica inmediata. ES UNA URGENCIA VITAL. Requiere uso de adrenalina intramuscular. Consulta por alergología INMEDIATAMENTE.

> ⌖ **Tip salvavidas**
>
> Siempre que exista una picadura, estén muy atentos los primeros minutos (antes de que se cumpla una hora de la exposición al alérgeno, por lo general es ahí cuando ocurren todas las reacciones graves). Si los síntomas empiezan a ir más allá del lugar de la picadura, con ronchas a distancia, hinchazón de labios o párpados o algún síntoma diferente por fuera de la piel, diríjanse de inmediato al servicio de urgencias.
>
> La prevención es esencial para aquellos que tienen alergias conocidas a picaduras de insectos. Por favor, si conocen a algún paciente con una reacción grave a picadura de himenóptero, este tiene indicación absoluta (aunque siempre existen pocas excepciones) de inmunoterapia, que es un tratamiento con vacunas de alergia que busca generar tolerancia inmunológica y disminuir los síntomas (se los explicaré en detalle más más adelante). Esto puede salvar su vida. ¡Enséñenle!

URTICARIA

La urticaria es una enfermedad cutánea común, caracterizada por la aparición de ronchas e hinchazón de labios y/o párpados, que generan una piquiña intensa como síntoma principal. Si alguien ha tenido una urticaria, creo que sabe que nada pica igual en la vida.

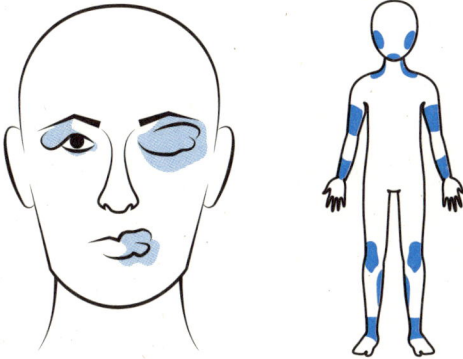

Los principales síntomas de la urticaria son los habones, ronchas elevadas, de color rojo o blanco, que pueden variar en tamaño; la piquiña intensa, una de las características más molestas, que puede interferir con el sueño y las actividades diarias, y el angioedema, que a veces se acompaña de hinchazón de los tejidos profundos, como labios y párpados, principalmente.

Existen dos tipos principales de urticaria, según su duración: la urticaria aguda y la crónica. La aguda dura menos de seis semanas, y la crónica, más de seis semanas, la mayoría de los días, la mayoría del tiempo. Está clasificación es importante no solo para el diagnóstico, sino también para el enfoque terapéutico.

La urticaria aguda es una de las más frecuentes y puede aparecer a cualquier edad, aunque es más frecuente en niños y adultos jóvenes. Es tan común que mínimo el 30% de la población ha tenido o tendrá algún episodio de urticaria aguda en su vida.

Una de las causas más comunes de la urticaria aguda son las infecciones virales y bacterianas, y en los niños, suelen ser las respiratorias y de tracto gastrointestinal. Esto muchas veces se presta para un diagnóstico erróneo de "alergia", dado que la urticaria aguda espontánea (o sea no alérgica) se ve y se comporta como una alergia, pero en este caso no lo es.

¿Por qué sucede esta reacción? Las infecciones virales pueden desencadenar urticaria a través de varios mecanismos que involucran la activación del sistema inmunológico. Cuando el cuerpo detecta la presencia de un virus, se activan diversas células del sistema inmunológico que producen sustancias que promueven la inflamación para combatir la infección. Sin embargo, estas mismas sustancias pueden activar a la vez los mastocitos y los basófilos, que ya saben que son las células involucradas en las respuestas alérgicas y en generar los síntomas. Normalmente el diagnóstico se hace con el interrogatorio de los síntomas, y en muchas ocasiones, la persona que la sufre no requiere pruebas de alergia, dado que no hay una correlación entre la exposición a un alérgeno y los síntomas del paciente. Recuerden que no existe alergia sin exposición a un alérgeno.

Un ejemplo común de infecciones virales que pueden causar urticaria son los virus respiratorios como el rinovirus, el virus sincitial respiratorio y el adenovirus.

A este tipo de urticaria causada por virus se le podría denominar urticaria aguda espontánea. Por lo general se resuelve

de forma rápida, y así genere gran hinchazón de labios y párpados, nunca amenaza la vida de la persona que la sufre. No
sucede lo mismo con la urticaria alérgica, que les explicaré a
continuación.

Pero este es un libro sobre alergias, así que... ¿existe la urticaria alérgica? ¡Claro que sí! La urticaria alérgica se ve exactamente igual a la espontánea (por esto la importancia de
consultar siempre con alergología ante la presencia de una urticaria), pero tiene dos características clave que nos pueden
hacer sospechar que es alérgica. La primera es que siempre
ocurre muy rápido, después del contacto con un alérgeno que
puede ser un alimento, medicamento o una picadura, entre
otros. La segunda es que, por lo general, solo se repite tras la
reexposición a ese estímulo.

Por ejemplo, una persona alérgica al huevo lo consume y
de inmediato hace urticaria. Deja de consumirlo y, luego de algunas horas, la urticaria pasa, y SOLO vuelve a aparecer si el
paciente consume de nuevo este alimento. De lo contrario, los
síntomas no aparecerán.

Este tipo de urticaria, a diferencia de la espontánea, sí puede
ser grave y sí puede amenazar la vida del paciente. Por eso es tan
importante que siempre que se tenga una urticaria se consulte,
para esclarecer de qué tipo se trata y cuál será el tratamiento.

El tratamiento de la urticaria aguda depende de la causa
identificada. En la mayoría de los casos, el tratamiento de los
síntomas es suficiente y se suele hacer con antihistamínicos
de segunda generación. Recuerda: el tratamiento a largo plazo
nunca serán los corticoides.

> **Tip salvavidas**
>
> Ya saben que pueden identificar una urticaria alérgica porque siempre está la presencia de un posible alérgeno desencadenante. Entonces, ¡retiren ese alérgeno de inmediato de sus vidas! NUNCA se vuelvan a exponer a él, y vigilen que no existan síntomas de anafilaxia.
>
> Es muy común, sobre todo en niños, que se genere urticaria por alergia alimentaria y la indicación sea volver a exponer al paciente luego de un tiempo, ¡esto no se hace! Siempre se debe consultar para hacer pruebas. Y recuerden: siempre consulten cuando tengan una urticaria de cualquier tipo.

URTICARIA CRÓNICA ESPONTÁNEA (UCE)

La urticaria crónica espontánea se refiere a la presencia de síntomas que persisten por más de seis semanas sin un desencadenante evidente. Se llama "espontánea" porque los síntomas, literalmente, aparecen de la nada, a diferencia de otra forma de urticaria crónica, que se denomina inducible, y aparece por factores físicos como frío, presión, calor, vibración, contacto con el agua, ejercicio, roce o presión en la piel, entre otros.

No siempre es posible identificar la causa de una urticaria crónica espontánea, aunque su aparición es bien frecuente, y se estima entre el 0,5% y el 1% de la población general. Es una condición relativamente común y tiene un impacto significativo en la calidad de vida de quienes la padecen debido a su carácter impredecible, molesto y a menudo persistente.

La UCE puede afectar a personas de cualquier edad, pero es más común en adultos de edad madura, sobre todo entre los treinta y cincuenta años. Las mujeres son más propensas a desarrollarla, con una relación de dos mujeres por cada hombre afectado, y la mayoría de los casos duran entre uno y cinco años, aunque algunos pacientes pueden durar más tiempo con los síntomas o incluso se les puede volver una condición de por vida.

Los síntomas de la UCE son idénticos a los de la urticaria aguda y el tratamiento es más complejo, debido a su naturaleza crónica y a que no tiene una cura como tal. La meta principal es controlar los síntomas y mejorar la calidad de vida del paciente; para esto, hay diferentes alternativas terapéuticas que pueden lograr el control de los síntomas.

Esta frase se la oí alguna vez a uno de mis profesores: "Así como la urticaria crónica espontánea viene, así se va". En cualquier momento, solita.

Además del tratamiento médico, es importante la educación del paciente, que conozca la naturaleza de la enfermedad, la importancia de la adherencia al tratamiento y la evaluación continua, dado que alrededor del 50% de quienes la padecen experimentan remisión dentro de los primeros cinco años.

Uno de los puntos más discutidos respecto a la UCE son las dietas alimentarias restrictivas. En la actualidad, estas no cuentan con evidencia científica sólida que respalde su eficacia como tratamiento estándar. Aunque algunos pacientes reportan mejoras al evitar ciertos alimentos, los estudios controlados no han demostrado que estas dietas sean efectivas para la mayoría de los casos de urticaria crónica.

Algunos estudios sugieren que ciertos pacientes con UCE pueden beneficiarse evitando algunos alimentos que clásicamente pueden aumentar los síntomas, pero es una recomendación que no se hace de forma general, sino únicamente a los pacientes que han evidenciado un aumento de síntomas con ciertos tipos de alimentos, como el queso curado, los embutidos, los pescados fermentados, el vino y el chocolate, entre otros.

Además, hay cierto tipo de aditivos, que se denominan pseudoalérgenos, que no provocan una verdadera reacción alérgica, pero pueden desencadenar síntomas en personas con urticaria. Se encuentran sobre todo en colorantes y conservantes presentes en algunos alimentos procesados.

Sin embargo, hay que tener en cuenta que eliminar de forma sistemática ciertos grupos alimentarios sin necesidad médica puede llevar a deficiencias nutricionales, sobre todo si las dietas no están bien planificadas. Además, seguir una dieta estricta y restrictiva puede aumentar el estrés en el paciente, lo cual, irónicamente, puede agravar los síntomas de urticaria en algunos casos.

DIFERENCIAS CLAVE ENTRE URTICARIA AGUDA Y CRÓNICA

Característica	Urticaria aguda	Urticaria crónica espontánea (UCE)
Duración	< 6 semanas	> 6 semanas
Desencadenantes comunes	Infecciones, alérgenos, medicamentos	Desconocido, autoinmunidad en algunos casos
Síntomas	Habones, prurito, angioedema ocasional	Habones, prurito persistente, angioedema recurrente
Pronóstico	Se resuelve en días o semanas	Puede durar años, remisión en algunos casos

ALERGIA A LA PENICILINA

La alergia a los antibióticos de tipo betalactámicos (dentro de los cuales se encuentra la penicilina) es una de las razones más frecuentes por las que los pacientes son etiquetados como alérgicos a medicamentos.

Los betalactámicos incluyen antibióticos como la penicilina, las cefalosporinas, los carbapenémicos y los monobactámicos. El sobrediagnóstico de alergia a estos fármacos es un problema importante en la práctica clínica, ya que afecta negativamente el manejo terapéutico de los pacientes.

Los antibióticos betalactámicos son fundamentales en la medicina moderna y una clave fundamental en múltiples tratamientos bacterianos porque son altamente efectivos contra muchas bacterias comunes y, en general, tienen un perfil de seguridad y tolerancia adecuado.

Sin embargo, el miedo a reacciones alérgicas ha llevado al etiquetado innecesario de muchos pacientes como "alérgicos a la penicilina", lo que implica una serie de consecuencias clínicas perjudiciales en el desenlace clínico de estas personas.

Las reacciones alérgicas a los betalactámicos pueden variar mucho en severidad, desde reacciones cutáneas leves hasta reacciones que pueden ser mortales. Las reacciones que se generan con estos medicamentos suelen ser inmediatas, ocurren por lo general en la primera hora tras la administración del fármaco, y una de las manifestaciones principales es la urticaria aguda. Recordemos que anteriormente les expliqué que una de las causas principales de urticaria aguda eran las infecciones, por lo que es muy común y frecuente confundir una urticaria alérgica con una urticaria espontánea producida por la misma infección por la cual se está usando el medicamento, y esto es lo que lleva al sobrediagnóstico y al falso rótulo de "alergia a medicamento".

Muchos pacientes son etiquetados de forma errónea como alérgicos a la penicilina sin una evaluación adecuada por alergología. De hecho, estudios muestran que entre el 85% y el 90% de las personas que dicen ser alérgicas a la penicilina no lo son cuando se les realizan pruebas diagnósticas adecuadas.

Las consecuencias de este etiquetado erróneo son profundas, ya que los antibióticos betalactámicos suelen ser la mejor opción terapéutica para muchas infecciones comunes. Cuando un paciente es etiquetado como alérgico, los médicos se ven obligados a recurrir a otros antibióticos que pueden ser menos efectivos, más tóxicos, más costosos, y que pueden entorpecer la mejoría del paciente, generando aumento en las complicaciones asociadas al tratamiento e incluso en la mortalidad.

El sobrediagnóstico de esta alergia sucede por varias razones. La primera es que se confunde con reacciones adversas comunes como náuseas, diarrea o erupciones cutáneas leves. También ocurre cuando se tiene una historia médica incompleta; en muchos casos, los pacientes o sus padres no recuerdan detalles específicos de reacciones pasadas a medicamentos, lo que lleva a diagnósticos basados en suposiciones. Y, en algunos casos, los médicos etiquetan a un paciente como alérgico sin una evaluación completa por temor a desencadenar una reacción grave, aunque la probabilidad sea baja.

El diagnóstico correcto de la alergia a los betalactámicos es esencial para garantizar que los pacientes reciban el tratamiento más efectivo. Siempre que exista un rótulo de alergia a medicamentos, la persona en cuestión debe ser valorada por alergología para confirmar o descartar ese rótulo y evitar las complicaciones asociadas a este. Según el tipo de reacción se indicará un tipo de prueba pertinente.

> ### 🔖 Tip salvavidas
>
> Una prueba de "alergia a la penicilina" que se realiza por personal NO ALERGÓLOGO y que se efectúa antes de la aplicación de este medicamento para evaluar preventivamente si hay alergia NO ES UN DIAGNÓSTICO DE ALERGIA. Nunca se indica una prueba de este tipo de forma preventiva, y nunca debe ser llevada a cabo por alguien diferente al médico especialista en alergología. Si usted tiene un rótulo de alergia a penicilina, le recomiendo consultar con alergología para que le aclare la situación.

4

ANAFILAXIA
Y USO DE
ADRENALINA

Nuestra temida anafilaxia, para resumir todo lo que sigue, es una reacción alérgica de instauración rápida y que puede ser mortal. Pero no se asusten, quédense, porque aquí les contaré el manejo adecuado. Empiezo con un dato muy importante: según un estudio realizado por alergólogos de la Universidad de Antioquia, al menos un 50% de los médicos, incluso del servicio de urgencias, no la saben tratar.

La anafilaxia es una reacción alérgica severa y potencialmente mortal que ocurre de forma rápida tras la exposición a un alérgeno que puede ser de diferente tipo, como medicamento, alimento, picadura, látex, etcétera, y afecta múltiples sistemas del cuerpo. Esto se los quiero explicar de una manera más fácil para que lo entiendan y puedan comprender mejor. Hablamos, por ejemplo, del sistema cutáneo (piel), cardiovascular (corazón y vasos sanguíneos), neurológico (visión borrosa, pérdida de la consciencia, mareo, desmayo), síntomas gastrointestinales (dolor abdominal/cólicos muy fuertes, vómito, diarrea), sistema respiratorio (dificultad para respirar, ataques de tos,

pitos o silbidos en el pecho). Pero ojo, todavía no les he ense-
ñado cómo reconocerla, sigan leyendo.

La anafilaxia es una emergencia médica que requiere tratamiento inmediato. Los síntomas pueden aparecer en cuestión
de minutos o incluso segundos tras la exposición al alérgeno
desencadenante, aunque en algunos casos pueden tardar hasta
una hora, pero casi siempre van a ocurrir antes de la primera
hora de exposición. Se diagnostica (lo simplificaré para efectos prácticos y no entrar en detalles que pueden hacer incom-
prensible información salvadora de vidas) cuando el paciente
tiene exposición a un alérgeno y de inmediato (para la literatura médica esto es antes de una hora) comienza con afectación
en dos sistemas corporales diferentes, como los ejemplos que
vimos en un párrafo anterior:

◎ Si tienen afectación de piel + cardiovascular: corran para
   urgencias.
◎ Si tienen afectación de piel + neurológico: corran para
   urgencias.
◎ Si tienen afectación de piel + gastrointestinal: corran para
   urgencias.
◎ Si tienen afectación de piel + respiratorio: corran para
   urgencias.
◎ Si tienen afectación de piel + NADA ADICIONAL: pónganle
   mucho cuidado a que no avance, y si está claro que hay un
   alérgeno implicado, yo estaría al menos cerca de un servicio de urgencias.

En este libro les quiero enseñar de manera muy clara cuál
es la vía de administración del medicamento que los salvará

de la anafilaxia. Aclaro que la dosis específica no es materia de este libro, dado que se prescribe personalmente, en consulta, pero sí me parece importante dejarles muy claro cómo pueden usarlo, por si algún día lo necesitan (aunque espero que nunca les pase).

La anafilaxia requiere el uso de adrenalina de forma inmediata e IN-TRA-MUS-CU-LAR —ojooooooooo, soloooooo de forma intramuscular, NO subcutánea—. Hago claridad en lo anterior porque hay diferentes estudios realizados a nivel mundial que evidencian la falta de conocimiento de la vía de administración de la adrenalina, siendo la vía subcutánea (inyectada debajo de la piel) la ruta ERRÓNEA que más se repite entre profesionales de la salud. Cuando se administra por esta vía, la absorción y distribución del medicamento al torrente sanguíneo no se realizan de una forma rápida, y esto puede conllevar un retraso en la mejoría de síntomas y aumento en los desenlaces negativos.

El lugar y forma de aplicación será mediante una inyección intramuscular en la cara lateral del muslo (es decir, en la parte externa de este), aproximadamente en la mitad de distancia entre la cadera y la rodilla. Esta ruta permite una rápida absorción en el torrente sanguíneo.

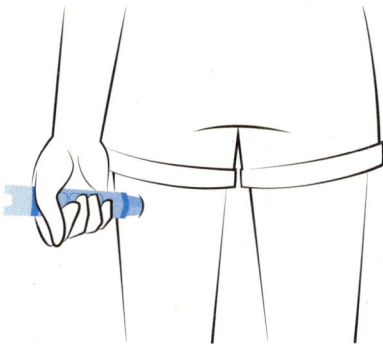

ACCIONES INMEDIATAS EN CASO DE ANAFILAXIA:

1. Retiren el alérgeno (si todavía está presente).
2. Permanezcan con la persona, llamen para pedir ayuda y localicen el inyector de adrenalina.
3. Dejen a la persona en el suelo, en posición plana. No permitan que se pare ni que camine.
4. Si la persona está inconsciente o embarazada, colóquenla en posición de recuperación. Si está embarazada, háganlo sobre el lado izquierdo, como se muestra a continuación:

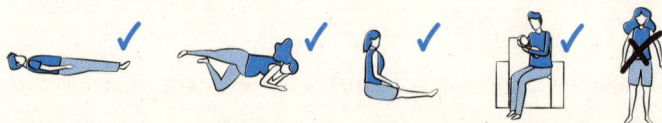

Si respira con dificultad, permítanle sentarse con las piernas estiradas. Sostengan a los niños pequeños en posición horizontal, no en posición vertical.

5. ADMINISTREN ADRENALINA: administren una inyección intramuscular de adrenalina en la parte media externa del muslo, sin demora, utilizando un autoinyector de adrenalina, si está disponible, o adrenalina envasada en jeringa, según la dosis prescrita por el médico, teniendo en cuenta la edad y el peso del paciente. Recuerden que la adrenalina (epinefrina) es el tratamiento de primera línea para la anafilaxia. Esta reduce la hinchazón de la mucosa de las vías respiratorias, induce la broncodilatación y la constricción de vasos sanguíneos para normalizar la presión arterial, y aumenta la fuerza de la contracción cardíaca.

6. Llamen a la ambulancia y/o línea de emergencia para transportar al paciente, si aún no se encuentran en un entorno hospitalario. En países con difícil acceso a ambulancias, les recomiendo dirigirse de forma inmediata al servicio de emergencias más cercano.

7. Se puede administrar más adrenalina si no hay mejora de síntomas después de cinco minutos.

8. Trasladen a la persona al hospital para observación de cuatro a veinticuatro horas, según los síntomas.

9. Comiencen la reanimación cerebro cardiopulmonar en cualquier momento, si la persona no responde y no respira normalmente.

10. OJO: siempre administren adrenalina PRIMERO, antes de realizar cualquier otra medida. Siempre adrenalina de inmediato tras el diagnóstico de anafilaxia.

ENTONCES, EN CASO DE DUDA, ADMINISTRAR ADRENALINA. 💉

¿POR QUÉ OCURRE LA ANAFILAXIA?

Es una respuesta inmunológica que activa masivamente lo que yo denomino "las células de alergia", sobre todo ese famoso mastocito que vimos al principio, que es el causante de la mayoría de las enfermedades que hemos visto en este libro, y por supuesto, nuestro principal dolor de cabeza (en cuanto a alergias se refiere).

Cuando estas células actúan en masa a fin de identificar el alérgeno para el cual fueron creadast, generan un gran respuesta inflamatoria, que se basa principalmente en vasodilatación

—lo que significa que todos nuestros vasos sanguíneos se abren y se produce un aumento de la permeabilidad vascular—. Perdón por estos términos tan técnicos, no hay cómo más decirlo, pero se los explico con esta imagen.

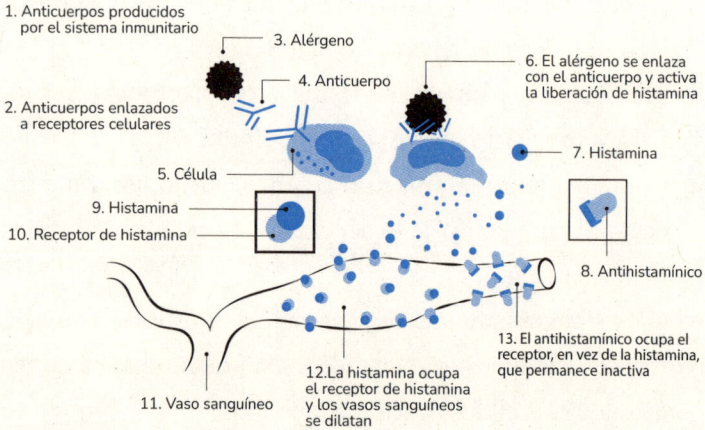

1. Anticuerpos producidos por el sistema inmunitario
2. Anticuerpos enlazados a receptores celulares
3. Alérgeno
4. Anticuerpo
5. Célula
6. El alérgeno se enlaza con el anticuerpo y activa la liberación de histamina
7. Histamina
8. Antihistamínico
9. Histamina
10. Receptor de histamina
11. Vaso sanguíneo
12. La histamina ocupa el receptor de histamina y los vasos sanguíneos se dilatan
13. El antihistamínico ocupa el receptor, en vez de la histamina, que permanece inactiva

Las reacciones comienzan cuando el alérgeno se une a los anticuerpos que se producen previamente por el sistema inmunitario. Estos, a su vez, están unidos a una célula inmune, listos para activarla como respuesta a la unión de un alérgeno. Cuando el alérgeno se enlaza con el anticuerpo, este le da una señal de activación a la célula, que libera la histamina, encargada de generar la respuesta biológica que genera los síntomas de alergia. La histamina tiene diferentes receptores; uno de ellos se encuentra en los vasos sanguíneos, y, cuando este es ocupado por la histamina, le da una señal al vaso sanguíneo para dilatarse y generar hinchazón y fuga de agua (que debería estar normalmente dentro del vaso, como componente de la sangre), lo que genera muchos efectos secundarios. Por otro lado, cuando usamos un antihistamínico, este ocupa el lugar donde normalmente se posiciona la histamina, por lo que anula el receptor y, por ende, la función biológica de esta sustancia.

Por lo general, los vasos sanguíneos son células que están unidas entre sí. Muy, muy unidas, tanto que crean una "tubería" que permite el flujo de sangre. Sin embargo, cuando se producen la vasodilatación y fuga capilar, estas uniones se pueden abrir a tal punto que permiten que el componente líquido de nuestra sangre se fugue al exterior de los vasos sanguíneos y genere los síntomas.

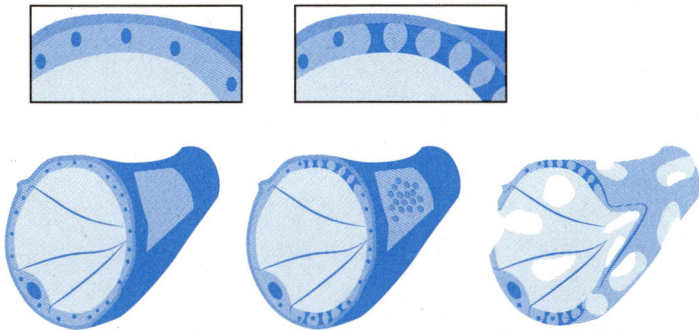

Y así ocurre sucesivamente en todos los sistemas del cuerpo, afectando principalmente el sistema pulmonar. Estos son los síntomas que se generan:

BRONCOCONSTRICCIÓN SEVERA

Los músculos lisos de los bronquios se contraen, reduciendo el diámetro de las vías respiratorias. Esto provoca dificultad para respirar, sensación de opresión en el pecho y sibilancias.

AUMENTO DE LA PRODUCCIÓN DE MOCO

Las glándulas mucosas de las vías respiratorias generan secreciones excesivas, lo que agrava la obstrucción de las vías respiratorias.

EDEMA DE LA MUCOSA

La inflamación causa hinchazón de las paredes de las vías respiratorias, reduciendo aún más el flujo de aire.

HIPOXEMIA

La obstrucción respiratoria puede conducir a una disminución en la oxigenación de la sangre, lo que afecta a órganos vitales.

PARO RESPIRATORIO

En casos extremos, la severidad de la broncoconstricción y la hipoxemia pueden causar un colapso completo de la función respiratoria, si no se trata rápidamente.

Por su parte, el sistema gastrointestinal también se puede ver afectado por diferentes síntomas:

CONTRACCIONES DEL MÚSCULO LISO GASTROINTESTINAL

Los mediadores inflamatorios inducen espasmos en el músculo liso del tubo digestivo, lo que causa cólicos abdominales intensos. Estos pueden ser similares al dolor observado en cuadros de obstrucción intestinal.

AUMENTO DE LA PERMEABILIDAD VASCULAR

El aumento de la permeabilidad en la microvasculatura del tracto gastrointestinal puede conducir a edema de la mucosa, lo que exacerba los síntomas de incomodidad abdominal.

VÓMITOS Y NÁUSEAS

La estimulación de los receptores del sistema nervioso gastrointestinal y la contracción de la musculatura lisa pueden desencadenar vómitos y náuseas severas.

DIARREA

El aumento de los movimientos intestinales, combinado con cambios en la absorción de líquidos, puede generar evacuaciones frecuentes y líquidas.

PÉRDIDA DE FLUIDOS Y ELECTROLITOS

Los episodios de vómito y diarrea pueden causar deshidratación y alteraciones en los electrolitos, agravando la condición general del paciente.

DOLOR ABDOMINAL DIFUSO

El dolor puede ser un síntoma prominente, y a menudo se confunde con otras patologías abdominales agudas, lo que retrasa el diagnóstico de anafilaxia.

🔖 Tip salvavidas

El primer paso para salvar la vida en un caso de anafilaxia es su reconocimiento y diagnóstico, por medio de la identificación rápida de los síntomas y signos. Recuerden, casi siempre va a haber síntomas en piel; esto quiere decir ronchas, manchas rojas, hinchazón de labios y/o párpados como síntoma principal, pero como vimos anteriormente, TIENE que haber otro sistema corporal comprometido.

El segundo paso es el tratamiento inicial, que es la adrenalina intramuscular, el medicamento salvador que debe administrarse de inmediato tras la identificación de la anafilaxia. No hay que tenerla de forma "preventiva", dado que la adrenalina o el autoinyector de adrenalina solo debe ser ordenado por un médico en casos especiales.

Uno de los puntos más importantes de la anafilaxia es que el paciente que haya tenido este diagnóstico posea una adecuada educación y prevención, dado que en más de un 50% de los casos, los síntomas podrían reaparecer. Repito: la anafilaxia es una emergencia médica que requiere reconocimiento y tratamiento urgente, y en este libro quiero enfatizar en la importancia de la administración rápida E INMEDIATA (una vez se tenga disponible) de adrenalina tras el reconocimiento de la anafilaxia, además de la educación y la prevención para reducir el riesgo de futuros episodios y mejorar la calidad de vida de los pacientes afectados.

> Recuerden que este es un libro explicativo y educativo y no representa una consulta médica ni un manual médico; cada paciente es un mundo diferente, que se trata de una forma diferente. Cada paciente requiere una consulta médica para un adecuado diagnóstico y tratamiento, y cada médico tratante será responsable del tratamiento brindado al paciente. 🍎

5

LOS ENEMIGOS INVISIBLES DE LAS ALERGIAS

Este capítulo se lo quise dedicar a los grandes enemigos invisibles en la alergología, para abordar de manera más profunda algunos de los mitos más comunes que rodean a las alergias, el asma y la rinitis. Estos "enemigos invisibles" son elementos cotidianos que muchas veces se dice —injustamente— que son los culpables de provocar o empeorar síntomas alérgicos, como el sereno y los lácteos.

El objetivo de este capítulo es educar a los lectores al desmitificar creencias populares basados en evidencia científica, pero de una manera divertida. Al abordar estos temas con humor, busco hacer que la información científica sea más atractiva y fácil de recordar, resaltando la importancia de informarse con fuentes confiables y evitar caer en remedios que, aunque son comunes en el saber popular, no tienen respaldo médico.

Quiero aclarar que este es un espacio respetuoso, pero contundente, dado que mi labor como médico alergólogo es promover la evidencia científica. Así que, sin más preámbulo, empecemos.

Comencemos con el mal más temido por madres y abuelas colombianas (y me imagino que de muchos otros lugares del mundo): el sereno.

EL SERENO

Para los que no tienen ni idea de qué es "el sereno", les cuento que es un término popular que hace referencia a la humedad del aire que se suspende en la atmósfera durante la noche, especialmente cuando la temperatura baja y el aire se enfría. En climas húmedos o durante las noches frías, esta humedad puede condensarse y depositarse en superficies como el suelo, plantas o vehículos, formando pequeñas gotas de agua.

Se tiene la creencia de que el sereno puede causar enfermedades respiratorias como resfriados, pero esto es un mito.

Hay frases milenarias que muchos de nosotros debemos tener en nuestra mente cuando recordamos a nuestras madres preparando el discurso cuando íbamos a salir en una noche fría: "CUIDADO CON EL SERENO"... Así es, como si fuera un asesino peligroso.

Para empezar, señoras y señores, recordemos que la gripe es causada, en su gran mayoría, por el virus de la influenza; es decir, la gripa es una infección viral, ¡UNA INFECCIÓN! No es tener la nariz tapada ni hablar como Carlitos de Rugrats (para la población afortunadamente joven que no lo conocen, los invito a googlearlo).

Pero, y entonces, ¿el sereno enferma o no enferma? El sereno en sí mismo no causa enfermedades, dado que simplemente es agua condensada en el ambiente; sin embargo, la exposición prolongada a la humedad y al frío sí puede generar cambios en nuestro sistema respiratorio e inmunológico, lo que podría facilitar la aparición de infecciones respiratorias.

La creencia de que el sereno enferma proviene más de una tradición cultural que ha pasado de generación en generación que de hechos comprobados. Sin embargo, hay algunos factores asociados a la exposición al sereno que podrían tener efectos indirectos sobre la salud, particularmente en personas vulnerables.

El tracto respiratorio superior es el primer lugar de contacto de los virus respiratorios inhalados, lo cual genera una serie de respuestas inmunitarias innatas que pueden ser modificadas por algunos estímulos externos y exposiciones a ciertos tipos de virus.

Aunque el sereno en sí no enferma, estar al aire libre en la noche o madrugada, cuando hay mayor humedad y frío, puede bajar la temperatura corporal y afectar el sistema inmunológico. Diferentes estudios han demostrado que es probable que, a menores temperaturas, la respuesta inmunológica se vea comprometida, lo que hará que el cuerpo sea más susceptible a infecciones respiratorias como resfriados o gripes, porque algunos mecanismos inmunológicos podrían responder de forma inadecuada.

El aire frío puede ser irritante para las vías respiratorias debido a varios factores fisiológicos y mecánicos que afectan el funcionamiento normal del sistema respiratorio. Aquí hay algunas explicaciones de por qué ocurre esto.

La exposición al aire frío puede provocar broncoconstricción, que es el estrechamiento de las vías respiratorias. Esto es especialmente notable en personas con asma, sobre todo

EL ABC DE LAS ALERGIAS

cuando está mal controlada. La respuesta refleja del cuerpo a la inhalación de aire frío puede causar una contracción de los músculos alrededor de las vías respiratorias, causando que se cierren, lo que dificulta la respiración y genera síntomas como la opresión en el pecho.

Por otro lado, el aire frío puede irritar las membranas mucosas en las vías respiratorias, lo que puede llevar a la inflamación y a un aumento de la producción de moco. Esto puede contribuir a la congestión pulmonar y aumentar la dificultad respiratoria o la opresión en el pecho. Además, el aire frío suele ser más seco, lo que puede deshidratar las mucosas de las vías respiratorias. Las mucosas secas son menos eficaces para atrapar partículas y patógenos, lo que puede aumentar la irritación y el riesgo de infecciones. La mucosa seca tiende a generar broncoconstricción más fácilmente.

Las vías respiratorias están recubiertas de unas células especiales, las células ciliadas, que tienen pelitos que ayudan a mover el moco y las partículas atrapadas hacia afuera. El aire frío puede afectar la actividad de estas células, reduciendo su capacidad para eliminar irritantes y aumentando el riesgo de infecciones y acumulación de moco en el tracto respiratorio.

Pero el verdadero problema radica en la sensibilidad individual. Cuando mi mamá me gritaba "¡cúbrase del sereno!", yo le respondía "¿y entonces toda la gente que vive en la Antártida permanece enferma los doce meses del año?", haciendo caso omiso a la indicación y continuaba mi vida.

Todo radica en la sensibilidad personal y en la respuesta de hipersensibilidad, que es una condición en la cual un individuo tiene una respuesta exagerada a un estímulo que por lo general no desencadena síntomas en la población general; ciertas

Cilios

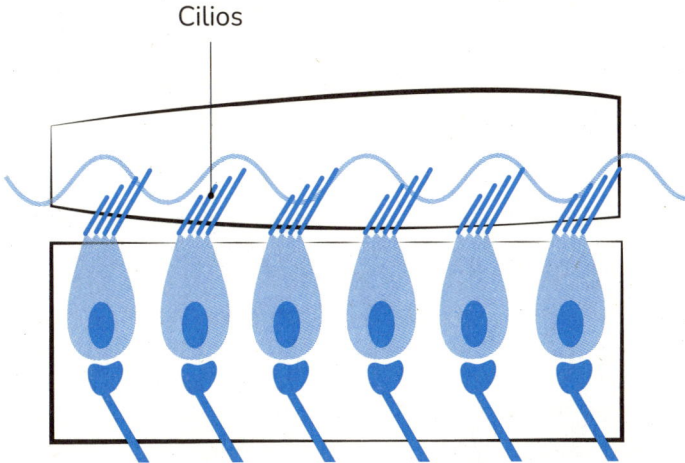

Los cilios son estructuras microscópicas en forma de pelo que se encuentran en la superficie de muchas células del cuerpo. Están formados por microtúbulos y pueden cumplir funciones de movimiento o sensibilidad. Están en las vías respiratorias, los órganos reproductivos, el tracto gastrointestinal y otras áreas. Su función es mover fluidos o partículas, como el moco en los pulmones, para eliminar polvo y microorganismos.

personas son más sensibles al aire frío que otras, lo que puede estar relacionado con condiciones preexistentes como asma, rinitis alérgica, hiperreactividad bronquial, genética, entre otros.

En resumen, el sereno no mata ni da gripa ni enferma de forma sistemática a toda la población general, pero el aire frío sí puede irritar las vías respiratorias debido a su efecto sobre la broncoconstricción, la inflamación de las mucosas, la disminución de la humedad y la función ciliar. Esto puede llevar a síntomas respiratorios, en especial en individuos con afecciones respiratorias preexistentes y condiciones de hipersensibilidad.

Entonces, sí debemos cuidarnos del sereno, pero no porque este sea el culpable de nuestros síntomas alérgicos.

ALERGIA AL FRÍO

La alergia al frío, aunque es comúnmente mencionada en la literatura médica y en el habla cotidiana, es un término que puede resultar engañoso. En realidad, lo que se conoce como "alergia al frío" es una reacción de hipersensibilidad que se debe a un estímulo físico, como cambios de temperatura.

La hipersensibilidad al frío puede manifestarse de diversas formas, como urticaria inducible por frío, donde la exposición al frío provoca la aparición de ronchas en la piel y/o hinchazón de labios y/o párpados, y la clásica rinitis vasomotora que todos muy bien conocemos: ¡levante la mano al que no se le ha descongelado la nariz cuando entra en contacto con frío extremo!

Cuando la piel o la mucosa nasal se exponen a temperaturas frías, los mastocitos (ya saben que son las principales células de alergia) pueden activarse de manera inadecuada, liberando histamina (ya saben que es la principal sustancia liberada en reacciones alérgicas) y causando inflamación. Este proceso no es una respuesta a un alérgeno en el sentido tradicional, sino una reacción exagerada a un estímulo físico. La hipersensibilidad al frío puede verse exacerbada por factores como el estrés o la predisposición genética, lo que sugiere un componente multifactorial en la generación de estos mecanismos.

Existe evidencia que sugiere que la predisposición a desarrollar síntomas de hipersensibilidad puede estar relacionada con factores genéticos. Algunas personas pueden tener una mayor sensibilidad a la liberación de histamina o una mayor cantidad de mastocitos en la piel o la mucosa nasal, lo que aumenta su susceptibilidad a las reacciones al frío. Sin embargo, esta predisposición no implica una alergia clásica.

Por lo anterior, si somos estrictos, la "alergia al frío" no se ajusta a la definición clásica de alergia, sino que representa una forma de hipersensibilidad que SÍ PUEDE GENERAR SÍNTOMAS. Para que no me digan: "es que yo sí tengo rinitis por frío"... claro que sí, pero ojo, no por una alergia al frío.

LÁCTEOS Y ALERGIA RESPIRATORIA. EL SUPUESTO MAYOR ENEMIGO DE LAS ALERGIAS

Señoras y señores: NO. NOOOOOOO. NOOOOOOOO. La alergia respiratoria NO se produce por el consumo de lácteos ni derivados, se produce por aeroalérgenos (alérgenos ambientales).

La relación entre el consumo de lácteos y el desarrollo o empeoramiento de condiciones como la rinitis o el asma ha sido ampliamente estudiada. Sin embargo, la evidencia científica no apoya que los lácteos aumenten estos síntomas en general; se han llevado a cabo muchísimos estudios con metodologías adecuadas y pesos estadísticos que así lo demuestran. Incluso varias investigaciones sugieren que el consumo de leche puede tener un efecto protector en algunos casos.

En cuanto al mito de que los lácteos aumentan la producción de mucosidad, las principales sociedades de alergia, asma e inmunología, como la American Academy of Allergy, Asthma & Immunology (AAAAI), la American College of Allergy, Asthma & Immunology (ACAAI), y la Australasian Society of Clinical

Immunology and Allergy (ASCIA), coinciden en que no existe evidencia científica sólida que respalde esta idea. A menudo, las personas reportan una sensación de mayor mucosidad después de consumir leche, pero los estudios han mostrado que esto no está relacionado con un aumento real de la producción de moco. En lugar de ello, se cree que es una sensación causada por la textura de los lácteos y otros líquidos espesos.

La ASCIA aclara que la eliminación de los lácteos sólo es beneficiosa para las personas que tienen una alergia documentada a la leche o intolerancia a la lactosa, pero no para el manejo general del asma o la rinitis, y NO DEBE SER UNA RECOMENDACIÓN GENERAL PARA TODA LA POBLACIÓN CON ALERGIA RESPIRATORIA. La eliminación innecesaria de lácteos de la dieta puede incluso llevar a deficiencias nutricionales, particularmente en niños.

Lo anterior no quiere decir que sea un alimento bueno o malo, o que deba o no deba consumirse, o que a usted no le pueda generar síntomas. Ojo, solamente es la explicación de por qué los lácteos no aumentan la producción de moco ni el empeoramiento de síntomas de rinitis ni asma alérgica.

6

50 + 1 MITOS
EN
ALERGIAS

Aquí tienes una lista de 50 + 1 mitos sobre alergias más comunes y su explicación de por qué son mitos:

1. La alergia solo afecta a los niños.

Aunque es cierto que las alergias predominantemente aparecen en la niñez, pueden afectar a personas de todas las edades.

2. Las alergias desaparecen con la edad.

Aunque algunas alergias pueden disminuir con el tiempo, sobre todo las ambientales, otras pueden persistir, clásicamente la alergia alimentaria a crustáceos (camarón, langostino, langosta y cangrejo) y a frutos secos.

3. Las alergias ocurren a veces sí y a veces no.

Una alergia es una reacción reproducible, lo que quiere decir que, cada vez que la persona se exponga a dicho alérgeno, se deben generar síntomas. Como regla general, no existen las alergias ocasionales. Es diferente, por ejemplo, a las reacciones irritativas o de intolerancia, donde no siempre se generan síntomas con la reexposición al agente sospechoso.

4. **Las alergias alimentarias no son graves.**

Las alergias alimentarias pueden causar reacciones graves, incluso la anafilaxia, una reacción potencialmente mortal que puede amenazar la vida del paciente.

5. **Si no tengo antecedentes familiares de alergias, no las desarrollaré.**

Si bien la atopia o predisposición genética personal y/o familiar a desarrollar alergias es uno de los factores más determinantes en el desarrollo de estas, las alergias pueden surgir sin antecedentes familiares y no hay una sola causa a la que pueda atribuirse, por lo que se denomina una enfermedad multifactorial, lo que implica que muchos factores diferentes influyen en su desarrollo.

6. **Las alergias solo afectan a quienes tienen un sistema inmunológico débil.**

Las alergias no significan inmunodeficiencias ni sistemas inmunes débiles; de hecho, son reacciones exageradas del sistema inmunológico y se generan porque este no tolera incluso estímulos inocuos o que no generan daño en la población general. Así que, en mi opinión, el sistema inmune del paciente alérgico es, por el contrario, un sistema inmune hiperactivo.

7. **Siempre se nace con alergias.**

Las alergias pueden desarrollarse en cualquier momento de la vida, y aunque hay estudios de muestras en cordón umbilical de recién nacidos que demuestran presencia de anticuerpos de tipo inmunoglobulina E (los principalmente involucrados en el desarrollo de alergias), por lo general las alergias se desarrollan a través de la vida, y literalmente pueden aparecer en cualquier momento.

8.· La alergia a las mascotas se produce por su pelaje.

Este es uno de los mitos más comunes y que seguro muchos de los que están leyendo este libro creían. La alergia a las mascotas no se produce por su pelo, sino por proteínas contenidas en su caspa, su saliva y su orina. Dado lo anterior, no es correcto decir que existen mascotas hipoalergénicas por ser de "pelo corto", dado que también producen proteínas alergénicas en caspa, saliva y orina.

9. La alergia al polen solo ocurre en primavera.

Dependiendo del tipo de polen, las alergias pueden ocurrir en diferentes épocas del año; incluso hay pólenes que se denominan perennes, los cuales están presentes a lo largo de todo el año. Además, la contaminación y el cambio climático tienen un impacto directo en generar pólenes más alergénicos y de mayor duración, dado que aumentan ciertas proteínas estructurales de las plantas llamadas "proteínas de defensa", que tienen mayor capacidad de generar alergia.

10. La alergia al maní solo causa una erupción cutánea.

La alergia al maní o cacahuate es una de las alergias alimentarias más frecuentes en la adultez, y clásicamente se caracteriza por que puede causar reacciones graves, incluso la muerte del paciente.

DATO CURIOSO: ¿sabías que el maní (*Arachis hypo-gaea*) es una leguminosa y no un fruto seco? Sí,, leíste bien. Es una legumbre. 🍎

11. La alergia solo causa síntomas respiratorios.

Las alergias pueden causar una variedad de síntomas, incluidos los cutáneos, respiratorios, neurológicos y gastrointestinales.

12. Calentar o cocinar los alimentos disminuye su capacidad de producir alergias (alergenicidad).

Aunque bien es cierto que esto se cumple con algunos alimentos, no sucede con todos. Hay proteínas que son termolábiles, lo que quiere decir que se destruyen con la temperatura; sin embargo, hay otras proteínas que pueden sufrir cambios estructurales con el calor y aumentar su alergenicidad, como, por ejemplo, el maní, que es más alergénico tostado.

13. La alergia a los crustáceos (camarón, langostino, langosta, cangrejo) solo ocurre si se consumen.

La alergia a los crustáceos puede ser tan exagerada en algunas personas que también puede ocurrir por inhalación de sus proteínas transportadas en el vapor durante su cocción, y una persona alérgica a estos podría desarrollar síntomas tan solo con estar en un ambiente donde se estén cocinando.

14. La alergia a la leche de vaca solo afecta a los lactantes.

La alergia a la leche de vaca puede persistir hasta la edad adulta, aunque es raro, y por lo general lo que se genera en la adultez es una intolerancia a la lactosa, que ocurre porque nuestro intestino pierde la capacidad de producir beta galactosidasa, la enzima encargada de la degradación de la lactosa, principal azúcar de la leche. Cuando esta degradación no ocurre, la lactosa se acumula en el intestino, las bacterias intestinales la degradan y generan gran producción de gas, sobrecrecimiento bacteriano y aumento de líquido intestinal, lo que provoca los síntomas en el paciente.

> **P. D.:** por favor, no me hagan sufrir diciendo "alergia a la lactosa". Esta NO existe. Existe la alergia a las proteínas de la leche de vaca, no a la lactosa; la intolerancia a la lactosa sí existe. Gracias. 💣

15. Las alergias solo causan molestias menores.

Señoras y señores, no hay nada más molesto que una alergia mal controlada, y no lo voy a discutir con nadie. Las alergias pueden interferir significativamente con la calidad de vida de los pacientes, y se ha demostrado en diferentes estudios la carga social, económica, psicológica, laboral y familiar que tienen patologías alérgicas como rinitis, asma, dermatitis atópica y alergia alimentaria. ¿Alguien con rinitis acá que de fe de lo que estoy afirmando?

16. Las alergias solo causan síntomas físicos.

Las alergias no solo afectan el entorno físico del paciente, estas también pueden tener impacto en la autoestima, trastornos del sueño, estrés y ansiedad, y un impacto negativo en las actividades de la vida diaria, familiar y laboral.

17. Las alergias son psicológicas.

Si bien las enfermedad psicológicas o psiquiátricas pueden aumentar los síntomas de cualquier enfermedad, incluida la alergia, esta NO se produce por nuestra mente. Recordemos que una de las condiciones para que se cumpla la definición de alergia es que sea generada por nuestro sistema inmune.

18. **La alergia a los ácaros del polvo solo ocurre en almohadas y colchones sucios.**

Los ácaros del polvo son arácnidos microscópicos que pueden encontrarse en todas partes, incluso en ambientes limpios; habitan en colchones, ropa, cobijas, sábanas, tapetes, y en general en todo lo que acumule polvo en nuestras casas, por lo que son "virtualmente" imposibles de evitar y, por ende, se consideran alérgenos perennes (que están presentes a toda hora y en todo lugar).

19. **Las alergias se heredan tal cual se presentan en nuestros padres.**

Se hereda una predisposición genética a tener más riesgo de generar cualquier alergia, pero no la misma alergia como tal. Por ejemplo, si mi madre es alérgica a la penicilina, yo tengo más riesgo de tener cualquier alergia (rinitis alérgica, dermatitis de contacto alérgica, asma alérgica, etcétera), pero no necesariamente seré alérgico a la penicilina.

20. **Las alergias solo se pueden tratar con medicamentos.**

Además de los medicamentos, existen otras opciones de tratamiento, como la inmunoterapia. La inmunoterapia con alérgenos, también conocida como vacunas contra la alergia, es una forma de tratamiento a largo plazo que disminuye los síntomas en muchas personas con rinitis alérgica, asma alérgica, conjuntivitis (alergia ocular) o alergia a las picaduras de insectos.

Las vacunas contra la alergia disminuyen la sensibilidad a los alérgenos y, a menudo, conducen a un alivio duradero de los síntomas de la alergia, incluso después de suspender el tratamiento. Esto lo convierte en un enfoque de tratamiento rentable y beneficioso para muchas personas, además de ser la única terapia que modifica el curso natural de la enfermedad alérgica.

> **DATO CURIOSO:** ¡la inmunoterapia alérgeno específica tiene más de cien años! 🍎

21. Si tengo una prueba de alergias positiva, entonces tengo alergia a lo que ha resultado positivo en esa prueba.

Las pruebas en alergología únicamente demuestran que existe una memoria inmunitaria encargada de hacer el reconocimiento del alérgeno probado; sin embargo, lo que hace el diagnóstico de alergia es una prueba positiva sumado a una historia de reacción con signos y síntomas. En ausencia de estos, no hay alergia; el término médico en este caso sería sensibilización no relevante.

22. La alergia puede manifestarse de forma asintomática.

Por definición, las alergias tienen que generar síntomas en el paciente. Con solo una exposición sin síntomas, el rótulo de alergia queda descartado. Recuerden que en alergia es todo o nada.

23. Si no tengo síntomas graves, no tengo alergias.

Las alergias pueden manifestarse de manera tan leve como un estornudo o de forma tan grave como una reacción que cause la muerte de la persona involucrada.

24. Los síntomas de la alergia desaparecen inmediatamente después de evitar el alérgeno.

Si bien para generar los síntomas de la alergia se requiere que el alérgeno implicado se encuentre presente, una vez se prenden todos los mecanismos inmunológicos que generan los síntomas e inflamación, algunos síntomas pueden persistir incluso por días o semanas después de evitar el alérgeno.

25. Si tengo alergia al polen, también la tendré al comer miel.

La alergia al polen y la miel son diferentes, y aunque bien la miel puede contener polen, no necesariamente se tendrá alergia a la miel como tal.

26. Solo puedo tener alergia a alimentos que he comido antes.

Hay sustancias o alimentos que tienen forma estructural molecular similar, que pueden ser confundidas por nuestro sistema inmune y genera algo denominado "reactividad cruzada", en la cual se genera un falso reconocimiento a una sustancia similar a otra y se desata una reacción alérgica.

Por ejemplo, el camarón tiene forma estructural similar a las proteínas del langostino, así que un paciente alérgico al camarón también podría generar reacción al langostino.

27. La alergia al polvo solo se manifiesta en la piel.

La alergia se puede manifestar en ojos, nariz, pulmón, sistema gastrointestinal, entre otros.

28. La alergia a los alimentos solo causa síntomas digestivos.

Las alergias a los alimentos pueden causar una variedad de síntomas, incluidos los cutáneos y respiratorios.

29. Solo puedo tener alergia a los alimentos altamente alergénicos.

Se puede tener alergia a absolutamente cualquier alimento, incluso a los más comunes del día a día. Cualquier alimento que conozcan en sus mentes tiene la capacidad de generar una alergia.

> **DATO CURIOSO:** los alimentos conocidos como "alimentos altamente alergénicos" causan alrededor del 90% de las alergias alimentarias a nivel mundial. 🍎

30. Los alimentos altamente alergénicos se deben ofrecer en recién nacidos luego del primer año de vida.

Hay evidencia científica que demuestra una ventana inmunológica antes del año, la cual hace a nuestro sistema inmune más tolerante. Es por esto que antes del año es el momento ideal para ofrecer estos alimentos, con el fin de disminuir el riesgo de alergia alimentaria en pediatría. Siempre se deben introducir guiados por su pediatra o profesional en alimentación complementaria antes de este tiempo.

31. Las alergias solo se manifiestan en primavera y verano.

Las alergias dependen de la presencia del alérgeno que las cause, por lo que estas pueden ser intermitentes o persistentes. Por ejemplo, cuando hablamos de polen, pueden manifestarse únicamente en tiempo de estaciones polínicas.

32. Si soy alérgico a un tipo de fruta, lo soy a todas las frutas.

Las alergias alimentarias suelen ser específicas de cada alimento; sin embargo, hay algunas familias de frutas que comparten ciertas proteínas, por lo que en estos casos la persona podría desarrollar síntomas con algunas de ellas. Por ejemplo, el melocotón, la manzana, la pera, la cereza, la ciruela, entre otros, suelen tener proteínas compartidas que generan reacción entre sí a las personas alérgicas a estas.

33. Los medicamentos para la alergia son adictivos y generan dependencia.

Los medicamentos utilizados para el tratamiento de las alergias no presentan características adictivas ni de dependencia; es un mito común, sobre todo en asma. Es de suma importancia adherirse estrictamente a las indicaciones proporcionadas por su médico tratante con el fin de mejorar la efectividad del tratamiento y la prevención de posibles efectos secundarios o interacciones no deseadas con otros medicamentos.

34. Las alergias solo se manifiestan en la piel si hay contacto directo de esta con el alérgeno.

Aunque es cierto que existen alergias por contacto, existen otras, como las alimentarias, por medicamentos o picaduras, que pueden generar síntomas en piel como urticaria (ronchas) o inflamación, así el alérgeno no tenga contacto directo con la piel.

35. Si tengo alergia a un animal, también la tendré a todos los animales.

Dado que existen aproximadamente 8,7 millones de especies animales en el planeta, es improbable que una persona sea alérgica a todas ellas simplemente porque una en particular le cause una reacción alérgica. Recordemos que la alergia es específica de alérgeno y requiere la presencia de una proteína propia de la especie que la genera. Sin embargo, sí es más común generar alergia entre especies.

36. Si no tengo antecedentes de asma, no puedo tener alergias respiratorias.

Existen diversas alergias que afectan el sistema respiratorio, como es el caso de la rinitis alérgica. Esta condición puede presentarse incluso en ausencia de antecedentes de asma.

37. La alergia solo causa molestias temporales.

Si bien en muchos casos las alergias solo causan síntomas molestos de forma temporal, existen situaciones en las que la reacción del cuerpo puede ser tan extrema y persistente que pone en peligro la vida del paciente. Además de esto, los síntomas pueden ser tan crónicos que pueden durar años o incluso toda la vida.

38. Los niños superarán las alergias a medida que crezcan.

Es cierto que muchas alergias tienden a remitir con la edad. Sin embargo, algunas, como la rinitis alérgica, conjuntivitis alérgica, asma alérgica, alergia alimentaria y dermatitis atópica, pueden persistir y volverse crónicas durante toda la vida adulta. Es imposible asegurar si una alergia se va o no a resolver a medida que la persona crece.

39. Los alérgenos solo se encuentran al aire libre.

Los alérgenos también pueden encontrarse en interiores (los ácaros del polvo, principalmente), en alimentos, en medicamentos, en productos químicos, en animales, en plantas, entre otros.

40. Las alergias solo se manifiestan con síntomas físicos, no emocionales.

Las alergias pueden provocar ansiedad y depresión, entre otros problemas emocionales, sobre todo cuando el paciente no encuentra un tratamiento efectivo para reducir la intensidad y frecuencia de sus síntomas. La carga de la enfermedad no solo afecta su parte corporal, sino también su salud mental y la de su familia.

41. Si tomo antihistamínicos (antialérgicos) antes de exponerme a un alimento al que tengo alergia, no necesito preocuparme por el riesgo de una reacción alimentaria.

Esto es lo mismo que tomar antidepresivos para soportar a una pareja tóxica. Tratar el síntoma molesto NO elimina el problema de raíz.

En alergia alimentaria vuelve y ocurre la ley del todo o nada; ese alimento se debe eliminar de forma absoluta y no existe un tratamiento preventivo dado que una reacción previa no predice la siguiente; esto quiere decir que puede haber una reacción leve en una primera exposición alimentaria, pero una reacción grave en una segunda o tercera exposición.

Siempre que tengan una reacción alimentaria consulten con alergología antes de intentar exponerse nuevamente a dicho alimento.

42. Si tengo alergia a un alimento, no puedo tener alergia a sus derivados.

Acá lo importante es la proteína en cuestión (generalmente la alergia se produce a una proteína y no a un carbohidrato ni a una grasa), por lo que la alergia se generará con cualquier alimento que la contenga.

Por ejemplo, en la alergia a las proteínas de leche de la vaca, el culpable no es el helado, no es el yogur, y no es la malteada como tal: son los lácteos (proteína de leche de vaca) y que tu sistema inmune les declara la guerra en cualquier alimento que se los encuentre.

43. Los antihistamínicos (denominados... mejor dicho, mal denominados antialérgicos) son el tratamiento para todas las alergias.

Como hay diferentes mecanismos inmunológicos involucrados en el desarrollo de las alergias, todas se tratan de una forma diferente, dependiendo de los síntomas de la persona. Y dado que no siempre la histamina es la que genera los síntomas, no siempre los antihistamínicos serán el tratamiento correcto.

44. Si tengo alergia a un perro, la tendré a todos los perros.

Si bien todos los perros producen las mismas proteínas alergénicas, estas no se producen en igual cantidad, y dependen de la raza, edad, alimentación y otros factores no modificables. Entonces, alguien con alergia a los perros podría generar menos síntomas con ciertos perros que con otros. Esto no quiere decir que existan los perros hipoalergénicos, quiere decir que mi sistema inmune puede detectar selectivamente ciertas proteínas específicas y generar alergia a ellas.

45. Todo lo que pica es alergia.

No todo lo que pica es alergia, ni la alergia siempre pica. Aunque una de las principales sustancias liberadas en el desarrollo

de las principales alergias, denominada histamina, es la principal causa de la piquiña, esta sustancia no es liberada en todas
las reacciones alérgicas y no es la única sustancia involucrada
en el desarrollo de la piquiña.

46. Los medicamentos para la alergia siempre causan somnolencia.

Quizás en la Edad Media, cuando no había buenos medicamentos, esto era verdad. Pero hoy en día, la medicina cuenta
con una gran variedad de fármacos especializados, que difieren tanto en su composición química como en sus efectos en el
paciente, y la gran mayoría de antihistamínicos (antialérgicos)
de última generación no producen somnolencia.

47. Los medicamentos para la alergia solo están disponibles con receta médica.

La gran mayoría de medicamentos para la alergia están disponibles sin receta médica; sin embargo, ya en este punto sa-
bes que el consumo desmesurado de antihistamínicos famosos
como la loratadina, cetirizina, desloratadina, fexofenadina, y
todas las demás "inas", NO SIEMPRE ES EL TRATAMIENTO
PARA TODOS LOS TIPOS DE ALERGIAS.

48. Si un antihistamínico no me sirve, quiere decir que he generado resistencia porque lo he tomado por mucho tiempo.

Algunas alergias pueden NO tratarse con antihistamínicos,
o mejor aún, cuando estos servían y controlaban los síntomas,
la alergia pudo cambiar de intensidad y dejar de funcionar. Sin
embargo, los antihistamínicos no generan resistencia ni falta

de efectividad por uso prolongado ni deben rotarse para evitar los anteriores, solo que en ocasiones no son el tratamiento para su tipo de alergia. Siempre consulten.

49. Si soy alérgico a la picadura de los mosquitos, también lo seré a la picadura de las abejas.

Esto es falso. Normalmente, estas especies no comparten proteínas alergénicas entre sí, y los pacientes alérgicos a picaduras de mosquito no deben tener ninguna precaución ni prueba para la picadura de abeja. Tienen el mismo riesgo de reacción que cualquier persona de la población general.

50. La alergia al huevo se genera solo a la clara, por lo que los alérgicos al huevo podrían consumir yema.

La alergia al huevo puede ser selectiva, dependiendo de la proteína a la que se genere la reacción. Si bien la clara contiene proteínas más alergénicas (ovoalbúmina y ovomucoide) que la yema, la yema también puede producir alergia. Entonces, se puede ser alérgico solo a la clara, solo a la yema, o a ambas.

51. 50 + 1. La alergia a la penicilina es para toda la vida.

La alergia a la penicilina suele desaparecer con el pasar de los años. Incluso, según diferentes reportes, menos del 10% de los pacientes que tuvieron una reacción hace más de diez años continúan siendo alérgicos a este medicamento. Es más importante aún saber que menos del 5% de los pacientes que se autodenominan alérgicos a la penicilina en realidad lo son. Acá radica la importancia de siempre consultar con alergología ante el rótulo de alergia a medicamentos.

7

EN CASA
DE
HERRERO...

Cuchillo de palo.

Bueno, como muchos de ustedes saben, en @elalergo-logo les he contado que comparto muchos de los síntomas que tenemos todos —o al menos la mitad de los que están leyendo este libro— con respecto a rinitis, dermatitis, conjuntivitis e incluso asma. Y como siempre me preguntan si por eso quise ser alergólogo, la respuesta es no. Fue por el destino de la vida.

Cómo les parece que una amiga muy especial de pregrado de Medicina (que ahora es médica internista) me comentó que existía esta especialidad que ahora amo con mi vida, pero en ese entonces no tenía ni idea de que existía. Me dijo lo siguiente, "mi amor, encontré tu especialidad, es espectacular, no hacen noches, no hacen turnos miedosos (veinticuatro, treinta y seis o cuarenta y ocho horas), no trabajan domingos ni festivos". Y pues, sí, era todo lo que buscaba; admiro mucho a las personas que hacen todo lo anterior, pero ni me gusta ni me interesa para mi vida.

Así que, ni corto ni perezoso, me dejé envolver por la alergología, sin conocerla; investigué acerca de qué se trataba, vi el déficit tan grande que tenía Colombia en médicos alergólogos, y pues acá estoy, escribiendo este libro.

Para los que no saben cómo funcionan las especialidades médicas en la mayoría de los países, les explico más o menos para que tengan una idea. Voy a poner el ejemplo de Colombia. Entrar a una especialidad es el reto más grande de la vida, y por eso hay tanto déficit de médicos especialistas en tantos países, dado que los cupos son muy, MUYYYYYYY limitados. Alergología, por ejemplo, solo se ofrece en dos universidades de todo el país: en la Universidad de Antioquia, que tiene menos de veinte cohortes de graduados y únicamente cuatro cupos por año, y en la Universidad Icesi, como segunda especialidad o subespecialidad para los médicos ya especialistas en medicina interna o pediatría. Entonces, ya se podrán imaginar lo difícil que es entrar.

Por qué entonces no abren más cupos, se preguntarán. La educación de posgrado en medicina es de tiempo completo, quiere decir que yo no puedo trabajar durante los tres, cuatro o cinco años que dura mi especialidad, ya que tengo que estar con dedicación completa y exclusiva, todos los días de la semana y del año (menos quince días de vacaciones), en horario completo, dedicado al estudio y a la atención de pacientes de mi área. Además, muchas veces este entrenamiento se da de forma muy personalizada, casi que por cada especialista hay un médico residente (así se denomina al médico que está cursando la especialidad), por lo que, muchas veces, por cuestiones logísticas, asistenciales, docentes, administrativas e incluso legales, pienso que no existen plazas ilimitadas. Me parece urgente que esto sea intervenido para poder suplir el déficit de médicos especialistas, pero bueno, entremos en materia.

Continuaré mi historia contándoles que tengo muchos recuerdos de mi niñez, en la casa de mi abuela Lucía —que es uno de mis amores favoritos de la vida—, escuchando que ella hacía un sonido estrepitoso y que yo nunca había oído, hasta que yo mismo lo hice. Es ese sonido con el cual uno se rascan la garganta, los oídos y la nariz de una forma que no sé cómo describir en este libro... es un sonido que solo un alérgico profesional sabe hacer. Se los dejo para que se hagan una idea del estruendo.

Se hace poniendo la boca como para tirar un beso, arqueando el paladar y la lengua, y haciendo un vacío profundo para generar algo similar a un "glu, glu, glu". ¡Si supieran cómo me estoy riendo en este momento tratando de describir esto! Repito, solo un alérgico profesional sabe de qué estoy hablando.

Desde ese momento, siendo un niño, me cuestionaba qué era ese sonido, me reía y le preguntaba, "Abue, ¿qué estás haciendo?", a lo que ella me respondía: "rascándome la garganta, papito". Yo la miraba con ojos de asombro y seguía sin entender cómo se realizaba tan estrepitosa maniobra.

También recuerdo que mi mamá, cada vez que íbamos a una finca o al campo, quedaba llena de picaduras de mosquitos y decía "es que soy muy alérgica". Ahora entiendo —y espero que ustedes también— que ahí está completamente demostrada la atopia: abuela, madre e hijo, genética perfectamente alérgica, heredada por generaciones.

Y más adelante, calculo yo que cuando tenía seis o siete años, tengo memoria de síntomas de rinitis, conjuntivitis, y ahora sé que también de asma alérgica (muy ocasional y esporádica, cuando me exponía a mucho polvo). Lastimosamente, ninguna de las anteriores fue diagnosticada ni tratada. Y no porque me faltara atención médica ni atención en mi hogar, sino porque muchas veces se normalizan algunos síntomas que, por supuesto, no son para nada normales, y no se toman medidas en el asunto; eso es lo que quiero corregir con este libro. Yo mismo me hice los diagnósticos en retrospectiva.

Continuemos con la perla del tesoro: la picadura de abeja, señoras y señores, que casi me mata. ¿Ya saben identificar los síntomas de una reacción alérgica grave potencialmente mortal o se los repito? Pues bueno, una vez, estando en una casa de campo, tranquilo, cerca de la piscina, sentí una picadura muy dolorosa en mi abdomen y de inmediato revisé qué era. Identifiqué una abeja y dije, "ok"; ya me habían picado y no había pasado a mayores.

Luego de diez minutos empecé a tener ronchas a distancia del sitio de la picadura y, por obvias razones, yo más que nadie (ya siendo alergólogo) sabía qué podía significar... así que me alarmé y supe que algo no estaba bien. Esperé un poco y pensé, "esto no me puede estar pasando a mí, en Instagram se van a morir de la risa".

En este momento ustedes debieron haber salido corriendo para un servicio de urgencias, pero como yo soy el que estoy contando la historia, por supuesto que tenía la solución a la mano.

Siempre les digo a mis amigos, "se imaginan que @elalergologo pasara del anonimato al desprestigio", jajaja, y me río solo, pensando en la posibilidad de que a @elalergólogo lo mate una alergia, o, peor aún, que en algún momento no pueda ayudar a alguna persona en situación de emergencia por alergia... así que casi siempre ando más que preparado, y casi siempre tengo adrenalina a la mano, en la medida de lo posible. Recuerden que no es necesario que la tengan en todos los botiquines, sino únicamente cuando es prescrita por su médico.

Pero continuemos. Cómo les parece que la cosa avanzó, ya no solo eran ronchas sino también hinchazón de labios y párpados, lo cual, como ustedes ya son expertos, es una alerta, sin significar muerte... La cosa siguió y, quince minutos después, empezó la tos... y ese fue el momento decisivo en el que identifiqué una anafilaxia y decidí usar adrenalina intramuscular, que, recuerden, se usa INMEDIATAMENTE Y SIN RETRASO TRAS LA IDENTIFICACIÓN DE ANAFILAXIA. Y OJO, DE FORMA INTRAMUSCULAR.

Pues bueno, ya lo demás es historia. Casi siempre una dosis correcta con la vía de aplicación correcta es salvadora, así que a los diez minutos ya estaba perfecto. Como aprendimos anteriormente, este tipo de reacciones indican inmunoterapia de forma "obligatoria". Y sí, para los curiosos, yo mismo me la pongo.

Respecto a los síntomas de alergia respiratoria, les digo por experiencia propia que la inmunoterapia es la mejor bendición que le puede pasar a la mayoría de alérgicos. Digo a la mayoría porque, como toda terapia médica, también puede fallar; por fortuna, esto sucede en una parte muy baja de la población, pero hay pacientes que no tienen respuesta a esta. Yo siempre les digo a mis pacientes: si el factor tiempo y dinero no es un impedimento, todos los pacientes alérgicos deberían tener inmunoterapia; la calidad de vida mejora significativamente, los efectos secundarios asociados al uso continuo de medicamentos se evitan, e incluso hay economía asociada al gasto de medicamentos a largo plazo. Para concluir, no he vuelto a tener picadura de abejas y mis demás alergias se encuentran bien automedicadas (ja,ja,ja).

Bueno y ahora sí, para cerrar, espero que esté libro haya ofrecido información nueva y útil para los alérgicos (y los padres de alérgicos), que les haya ayudado a comprender mejor la enfermedad alérgica y las posibles soluciones que tienen, y lo más importante: a evitar caer en los mitos comunes y tanta desinformación que existe alrededor de las alergias.

Con cariño,

Jaime @elalergologo

8

ALERGO-GLOSARIO

Pienso que, además de lo que hemos aprendido, es una excelente idea crear un glosario para facilitar la comprensión de los términos médicos relacionados con las alergias que posiblemente encontrarán en este libro o en su vida diaria. Así que, si desconocen uno de estos términos o simplemente quieren familiarizarse con ellos, este es el lugar.

Adrenalina (epinefrina): La adrenalina o epinefrina es una sustancia que produce nuestro cuerpo, en especial en momentos de estrés o peligro. Su función principal es preparar al organismo para actuar con rapidez, lo que comúnmente se llama la "respuesta de lucha o huida". Cuando se libera adrenalina, el corazón late más rápido, los músculos reciben más sangre y la respiración se acelera, todo para ayudarnos a reaccionar ante una situación de emergencia. En alergias, la adrenalina se usa en casos de reacciones alérgicas graves como la anafilaxia, porque ayuda a abrir las vías respiratorias, a aumentar la presión arterial y a disminuir la respuesta alérgica, lo que puede salvar vidas en cuestión de minutos.

Alérgeno: Sustancia que provoca una reacción en personas alérgicas, como polvo, polen, alimentos, medicamentos, etcétera. Los alérgenos, por lo general (aunque no siempre), son proteínas que son identificadas por nuestro sistema inmune como "extrañas o nocivas", sin serlo en realidad.

Alergia: Reacción que genera nuestro sistema inmune, de forma exagerada, ante un estímulo que al resto de la población no le genera ningún síntoma ni daño.

Anafilaxia: Reacción alérgica grave que puede causar dificultad para respirar, hinchazón de labios y/o párpados, caída de la presión arterial e incluso la muerte. Tiene tratamiento y se debe realizar inmediatamente con adrenalina inyectada de forma intramuscular. La dosis es calculada dependiendo del peso y la edad y lo hace el médico en consulta o en el servicio de urgencias.

Anticuerpo (inmunoglobulina): Proteína producida por el sistema inmunológico para defendernos de agentes externos como virus, bacterias u hongos. En el caso de las alergias, la inmunoglobulina E (IgE) es clave para el desarrollo de estas y, en vez de "defendernos", es la que activa nuestro sistema inmune para generar los síntomas de la alergia.

Antígeno: Sustancia que el sistema inmunológico reconoce como extraña, provocando una respuesta inmunológica; puede ser un virus, bacteria u hongo o incluso un alérgeno.

Antihistamínico: Medicamento que bloquea los efectos de la histamina, una sustancia liberada en la mayoría de las reacciones alérgicas. Dato curioso: este medicamento NO es el tratamiento de todas las alergias; por eso en muchas ocasiones no tiene respuesta adecuada como tratamiento. Todas las alergias se tratan de forma diferente, así este medicamento sea mal denominado "antialérgico".

Asma alérgica: Tipo de asma provocada por una reacción a alérgenos como polvo, ácaros o polen. Hasta un 80% de los casos de asma en la niñez son de este tipo. En el paciente con asma de base, esta se diagnostica con una prueba de alérgenos ambientales positivos.

Atopia: Es un término médico que se utiliza principalmente para describir una predisposición genética a desarrollar reacciones alérgicas. Así, algo "atópico" se refiere a condiciones o enfermedades que están asociadas con una mayor tendencia a sufrir alergias. Las personas con enfermedades atópicas tienen un sistema inmunológico más reactivo y sensible a ciertos alérgenos del entorno que no generan una respuesta en la población general.

Autoinmunidad: Ocurre cuando el sistema inmunológico, que normalmente protege al cuerpo contra infecciones y enfermedades, ataca por error las células, los tejidos u órganos del cuerpo. En lugar de distinguir entre lo que pertenece al organismo y lo que es extraño (como virus o bacterias), el sistema inmunológico genera una respuesta contra los componentes propios, causando inflamación y daño. Estos son algunos ejemplos de enfermedades autoinmunes: artritis reumatoide, que afecta las articulaciones; lupus eritematoso sistémico, que puede dañar múltiples órganos; tiroiditis de Hashimoto, que ataca la glándula tiroides, y diabetes tipo I, que destruye las células productoras de insulina en el páncreas.

Barreras epiteliales: Las barreras epiteliales son estructuras clave en el cuerpo humano y otros organismos que nos protegen de agresiones externas, como patógenos (bacterias, virus, hongos), productos tóxicos y otros factores ambientales nocivos. Se encuentran en las células epiteliales, que se especializan en formar capas (o epitelios) que recubren superficies internas y externas del cuerpo. En pocas palabras, una barrera epitelial es el recubrimiento que tiene cualquier órgano, como, por ejemplo, la piel.

Basófilo: Tipo de célula inmunitaria de la sangre involucrada en algunas reacciones alérgicas.

Broncoconstricción: Estrechamiento de las vías respiratorias en los pulmones que ocurre, sobre todo, en el asma o durante una crisis asmática. Es la causante de los síntomas clásicos del asma como tos, opresión en el pecho, dificultad para respirar y pitos o silbidos en el pecho. Esta también puede ser causada en reacciones alérgicas graves como la anafilaxia.

Célula dendrítica: Tipo de célula del sistema inmunológico que captura alérgenos y es mediadora para activar a otras células inmunes e iniciar una respuesta.

Célula plasmática: Célula derivada de los linfocitos B que produce anticuerpos, incluidos los de tipo IgE en las alergias.

Citoquina: Proteína que regula y coordina la respuesta inmune, incluida la inflamación y la producción de anticuerpos. Es como un mensajero que activa o inactiva nuestro sistema inmune.

Conjuntivitis alérgica: Inflamación de la conjuntiva del ojo, causada por la exposición a alérgenos como polen, polvo, caspa, saliva u orina de mascotas.

Corticosteroide: Medicamento utilizado para reducir la inflamación en condiciones como el asma y la dermatitis alérgica.

Dermatitis atópica: Subtipo de dermatitis más frecuente en la infancia, aunque también se puede presentar en la adultez. Consiste en inflamación crónica de la piel, también conocida como "eccema" (término incorrecto, ya que esta es una descripción del tipo más común de lesión cutánea que se genera en la enfermedad). Suele estar relacionada con diferentes alergias.

Eczema o eccema: Así se describe una lesión en piel caracterizada por enrojecimiento, picazón, inflamación y descamación. A menudo está asociada con dermatitis atópica o dermatitis de contacto.

Edema: Término médico para describir la hinchazón; generalmente es causada por la acumulación de líquido en los tejidos.

Emolientes: Son sustancias o productos diseñados para hidratar y suavizar la piel, formando una capa protectora que reduce la pérdida de agua y alivia la sequedad y la irritación. Son ampliamente utilizados en el tratamiento de afecciones de la piel como la dermatitis atópica, la psoriasis y la xerosis (piel seca).

Eosinófilo: Tipo de célula inmunitaria involucrada en la respuesta inmune contra parásitos y algunas reacciones alérgicas, particularmente en el asma, rinosinusitis crónica con poliposis nasal y algunas alergias alimentarias.

Epinefrina: Ver adrenalina.

Exposición alergénica: Contacto con un alérgeno, que puede provocar una reacción alérgica en personas sensibilizadas.

Fagocitos: Son un tipo de células del sistema inmunológico, cuya función principal es ingerir y destruir microorganismos, partículas extrañas, células muertas o dañadas, y otros desechos del cuerpo. Este proceso se conoce como fagocitosis, un mecanismo esencial de defensa contra infecciones y de mantenimiento de los tejidos.

Haptenos: Moléculas pequeñas que por sí solas no desencadenan una respuesta inmunitaria ni alérgica, pero pueden hacerlo cuando se unen a una proteína en el cuerpo, y son las causantes de generar las reacciones principales en dermatitis de contacto y en alergia a medicamentos.

Hipersensibilidad: Reacción exagerada a un estímulo que normalmente no causa daño. Las alergias son un tipo de hipersensibilidad.

Hipoalergénico: Producto o sustancia que teóricamente busca minimizar el riesgo de causar una reacción alérgica. Sin embargo, este concepto no está estandarizado, y lo que puede ser alergénico para una persona puede no causar nada en otra persona, por lo que no a todo el mundo lo hipoalergénico va a dejar de causarle síntomas.

Histamina: Sustancia liberada por las células del sistema inmunológico (como mastocitos y basófilos) durante una reacción alérgica. Es la causante de muchos de los síntomas, como picazón, hinchazón, estornudos, entre otros.

Homeostasis: La homeostasis es el proceso mediante el cual el cuerpo mantiene un equilibrio interno estable, a pesar de los cambios en el ambiente externo o interno. Es esencial para el funcionamiento adecuado de células, tejidos y órganos, asegurando que las condiciones del cuerpo, como la temperatura, el pH, los niveles de glucosa y la presión arterial, se mantengan dentro de un rango saludable.

IgA (Inmunoglobulina A): Anticuerpo presente principalmente en las mucosas (como el tracto respiratorio y digestivo) que ayuda a proteger de una forma "inicial" contra infecciones y alérgenos.

IgE (Inmunoglobulina E): Anticuerpo producido en respuesta principalmente a la exposición a alérgenos, involucrado en la mayoría de las reacciones alérgicas. Sin embargo, no es el único mecanismo por el cual se producen las reacciones alérgicas.

IgG (Inmunoglobulina G): El anticuerpo más abundante en la sangre, que también participa en respuestas inmunes, pero no tan efectivamente en las alergias. Es el anticuerpo clásico que nos defiende contra infecciones, y en este subtipo de anticuerpo se basa la memoria inmune en su mayoría.

IgM (Inmunoglobulina M): Primer anticuerpo producido en respuesta a una infección; se puede medir en la mayoría de las infecciones, pero es menos relevante en las reacciones alérgicas.

Inflamación: Respuesta del cuerpo ante lesiones, infecciones o alergias, que causa hinchazón, enrojecimiento, dolor y calor en los tejidos afectados.

Inhalador: Dispositivo utilizado para administrar medicamentos directamente a los pulmones, muy común en el tratamiento del asma. Algunos de ellos son la piedra angular del tratamiento de esta patología, y cuando son usados de forma correcta, con la dosis correcta y para la persona correcta, los efectos secundarios son mínimos, y el riesgo de usarlos es miles de veces menor a sus beneficios.

Inmunocomplejos: Complejos formados por la unión de antígenos (como alérgenos) con anticuerpos, que pueden provocar inflamación o daño grave en los tejidos en ciertos tipos de reacciones alérgicas.

Inmunogenicidad: Capacidad de una sustancia para provocar una respuesta inmunológica, incluidas las respuestas alérgicas o las respuestas deseadas tras la vacunación.

Inmunoglobulina: Tipo de anticuerpo producido por el sistema inmunológico. Son los soldados de nuestro cuerpo, que patrullan día y noche por nuestra circulación, tejidos y mucosas, con el fin de protegernos contra invasores.

Inmunología: Rama de la ciencia que estudia el sistema inmunológico, sus funciones, trastornos y enfermedades, incluidas las alergias.

Inmunosupresión: Reducción de la capacidad del sistema inmunológico para responder adecuadamente ante agresiones.

Inmunoterapia subcutánea: Tratamiento para la alergia en el que se inyectan alérgenos debajo de la piel para desensibilizar al paciente con el tiempo y lograr disminuir o curar la enfermedad alérgica.

Inmunoterapia sublingual: Tratamiento para la alergia en el que se administran alérgenos debajo de la lengua para desensibilizar al paciente con el tiempo y lograr disminuir o curar la enfermedad alérgica. Tiene la misma eficacia que la subcutánea, la diferencia más grande es que la pauta de administración de esta es diaria y la anterior es mensual.

Inmunoterapia: Tratamiento en el que se administran pequeñas cantidades crecientes de un alérgeno para reducir la sensibilidad del cuerpo y prevenir las reacciones alérgicas; se conoce también como vacunas de alergias. Es la única terapia que modifica la enfermedad alérgica, lo que quiere decir que puede disminuir y/o atenuar los síntomas, incluso hasta el punto de desaparecerlos, sin el uso de medicamentos.

Intolerancia alimentaria: Condición en la que una persona tiene dificultad para digerir ciertos alimentos, pero sin implicar al sistema inmunológico. A menudo confundida con una alergia alimentaria, pero no pasa el 100% de las veces que la persona consume el alimento en cuestión, y depende de diferentes variables tanto del alimento como de la persona (estado de ánimo, tiempo de ayuno, estrés, entorno social y/o laboral, etcétera).

Linfocito B: Tipo de célula inmunitaria que actúa como precursora de la célula plasmática, productora de anticuerpos, incluidos los IgE que participan en las reacciones alérgicas.

Linfocito T: Célula inmune que tiene un papel clave en la respuesta inmune; algunas de sus subclases, como los linfocitos Th2, son básicas y necesarias en las alergias.

Mastocito: Célula del sistema inmune que, al ser activada por la IgE, libera histamina y otros mediadores que causan los síntomas de la alergia; es muy similar al basófilo, pero el mastocito es aún más importante en la generación de alergias. Es el culpable de nuestras desgracias, señoras y señores.

Mediadores inflamatorios: Sustancias químicas liberadas por las células del sistema inmune, como histamina y leucotrienos, que causan síntomas alérgicos.

Microbiota: La microbiota se refiere al conjunto de microorganismos (principalmente bacterias, pero también hongos, virus y arqueas) que habitan de manera natural en nuestro cuerpo, por ejemplo, en la piel, las mucosas y el tracto gastrointestinal. Estos microorganismos tienen un papel fundamental en la salud general, pues influyen en una amplia gama de procesos biológicos y metabólicos. La microbiota intestinal, por ejemplo, es única para cada individuo, similar a una "huella digital", y está influenciada por factores como la dieta, el ambiente, la genética y el uso de antibióticos.

Metabolitos: Un metabolito es una sustancia que se produce o se consume durante las reacciones metabólicas dentro de los organismos. En términos simples, son los productos y los intermediarios de los procesos bioquímicos que ocurren en las células de los seres vivos, como parte del metabolismo.

Moduladores inmunológicos: Son sustancias naturales o sintéticas que regulan o modifican la actividad del sistema inmunológico. Su función principal es influir en la respuesta inmune del organismo, ya sea potenciándola (inmunoestimulación) o suprimiéndola (inmunosupresión), dependiendo de las necesidades del cuerpo y de las condiciones patológicas que se traten. Estos moduladores son de gran interés en el tratamiento de diversas enfermedades, sobre todo en aquellas relacionadas con el sistema inmunológico, como enfermedades alérgicas, autoinmunes, infecciones, cáncer y otros trastornos inflamatorios.

Mucosa: Capa de tejido que recubre las cavidades del cuerpo, como la nariz, el tracto respiratorio y tracto gastrointestinal, que están expuestas a diferentes alérgenos.

Neutrófilo: Tipo de célula inmune involucrada principalmente en la respuesta inmunológica a infecciones; es una célula denominada "fagocito", lo que quiere decir que engulle sus enemigos para destruirlos.

Patógenos: Un patógeno es cualquier organismo (bacteria, virus, hongo, parásito) capaz de causar enfermedades en el ser en el que habitan. Invade el cuerpo de un organismo (humano, animal, planta, etc.) y altera su funcionamiento normal, lo que puede llevar a una infección o enfermedad. El término *patógeno* se refiere a su capacidad de provocar daño en el organismo hospedador.

Péptidos antimicrobianos: Los péptidos antimicrobianos son moléculas pequeñas formadas por cadenas cortas de aminoácidos que tienen la capacidad de combatir infecciones al atacar directamente microorganismos como bacterias, virus, hongos y parásitos. Son una parte fundamental de la inmunidad innata, la primera línea de defensa del cuerpo contra patógenos, y pueden también ser generados por ciertos microorganismos en la microbiota intestinal.

Prueba cutánea o Skin Prick Test: Examen en el que se aplican pequeñas cantidades de alérgenos en la piel para observar si se desarrolla una reacción alérgica. Es la prueba diagnóstica por excelencia en la mayoría de las alergias.

Prueba de parche o Test de parche: Prueba de alergia cutánea en la que se aplican pequeñas cantidades de alérgenos químicos en parches adhesivos sobre la piel para identificar la causa de dermatitis alérgicas o algunas alergias a medicamentos. Normalmente se trata de reacciones denominadas retardadas, y el resultado de la prueba puede tardar hasta una semana.

Prueba de provocación: Procedimiento médico en el que se expone al paciente a un alérgeno específico bajo condiciones controladas para observar una reacción. Por así decirlo, se le administra al paciente el alérgeno sospechoso de forma vigilada para verificar y comprobar si en efecto tiene o no una reacción alérgica.

Prurito: Término médico para la picazón, un síntoma común en muchas reacciones alérgicas e inequívoco en la dermatitis atópica: incluso hay muchos autores que aseguran que sin prurito no se puede hacer diagnóstico de dermatitis atópica, y este es incluido en los criterios más importantes para su diagnóstico.

Pústula: Lesión cutánea llena de pus que generalmente ocurre en enfermedades como el acné; aunque puede ocurrir en algunas enfermedades alérgicas, es muy raro que suceda.

Reacción anafiláctica: Ver anafilaxia.

Rinitis alérgica: Subtipo más importante de rinitis en el mundo, por lo que muchos de ustedes están acá, leyendo este libro. Consiste en la inflamación de las membranas mucosas de la nariz causada por alérgenos como polen, polvo, caspa, saliva y orina de mascotas, entre otras miles de infinidades, que provoca los síntomas clásicos que todos conocemos muy bien: estornudos, congestión nasal, nariz descongelada y picazón.

Rinoconjuntivitis alérgica: Inflamación de la mucosa nasal y ocular debido a una reacción alérgica, generalmente producida a alérgenos ambientales (aeroalérgenos).

Sensibilización: Proceso por el cual el sistema inmunológico se vuelve sensible a un alérgeno, produciendo IgE específica que puede desencadenar reacciones alérgicas en futuras exposiciones.

Shock anafiláctico: Se ha usado como sinónimo de anafilaxia; sin embargo, este término debería estar en desuso dado que no se debe esperar que el paciente entre en shock o choque (pérdida de la presión arterial), ya que este es un estadio grave de reacción y se le podría restar importancia a una anafilaxia sin shock, por lo que el término correcto y único que debería usarse sería anafilaxia.

Sibilancia: Sonido agudo que ocurre durante la respiración debido a la constricción de las vías respiratorias, común en el asma alérgico. Se produce sobre todo en la espiración (exhalación) y suena literalmente como un silbato, muy diferente del ronquido o roncus que se genera cuando la vía aérea está congestionada con secreciones.

Sistémico: Relativo a todo el cuerpo. Algunas reacciones alérgicas, como la anafilaxia, afectan a varios sistemas del cuerpo de manera simultánea.

Tolerancia inmunológica: Capacidad del sistema inmune de reconocer una sustancia sin producir una respuesta alérgica. La inmunoterapia busca inducir tolerancia a ciertos alérgenos.

Urticaria: Erupción cutánea caracterizada por ronchas rojas, elevadas y que pican, asociada también en ciertos casos a hinchazón de labios y/o párpados, que puede ser causada por una reacción alérgica, pero en alguna de sus variables puede ocurrir de forma espontánea sin ser una alergia.

Vasodilatación: Proceso por el cual ocurre ensanchamiento de los vasos sanguíneos que puede ocurrir durante una reacción alérgica, permitiendo que más sangre fluya a los tejidos, lo que puede causar enrojecimiento e hinchazón.

Xerosis: Término médico para describir resequedad, por ejemplo, cutánea. La xerosis cutánea es típica en pacientes con diferentes tipos de dermatitis.

Abelson, M. B. & Smith, L. M. (2003). "The Ocular Allergic Patient: Clinical Management and Treatment Strategies". *Ophthalmology Clinics of North America*, 16 (3), 455-464.

Abelson, M. B., Shetty, S., Korchak, M., Butrus, S. & Smith, L. (2011). "Advances in Pharmacotherapy for Allergic Conjunctivitis". *Expert Opinion on Pharmacotherapy*, 12 (8), 1191-1201.

Akinbami, L. J. & Moorman, J. E. (2016). "Asthma Prevalence, Health Care Use, and Mortality: United States, 2005". *National Health Statistics Reports, 1* (144), 1-10.

Alvarez-Twose, I. & González-González, L. (2014). "Urticaria and Anaphylaxis: Update on Diagnosis and Treatment". *Journal of Clinical Immunology*, 34 (3), 232-241. https://doi.org/10.1007/s10875-014-9999-1

American Academy of Allergy, Asthma, and Immunology (AAAAI). (2020). "Clinical Practice Parameters for the Diagnosis and Management of Food Allergy in the United States". *The Journal of Allergy and Clinical Immunology*, 129 (1), 25-49. https://doi.org/10.1016/j.jaci.2011.12.098

Asociación Argentina de Alergia e Inmunología Clínica. (2019). *Guías argentinas de dermatitis atópica*.

Bachert, C., van Cauwenberge, P., Olbrecht, J. & van Schoor, J. (2006). "Prevalence, Classification and Perception of Allergic and Nonallergic Rhinitis in Belgium". *Allergy*, 61 (6), 693-698.

Bakker, D., & Gans, R. (2020). "Contact Dermatitis: Overview and Clinical Approach". *Dermatology Clinics, 38* (3), 263-273. https://doi.org/10.1016/j.det.2020.02.006

Bateman, E. D., Hurd, S. S., Barnes, P. J., Bousquet, J., Keenan, J. & O'Byrne, P. M. (2008). "Global Strategy for Asthma Management and Prevention: GINA Executive Summary". *European Respiratory Journal, 31* (1), 143-178. https://doi.org/10.1183/09031936.00128707

Bates, D. W. & Berrill, K. (2009). "The Impact of Unproven Allergy Treatments on Patients: What you Need to Know". *The Journal of Allergy and Clinical Immunology*, 124 (6), 1094-1097. https://doi.org/10.1016/j.jaci.2009.10.040

Bauer, A. & Uter, W. (2018). "Epidemiology of Allergic Contact Dermatitis". *Dermatitis*, 29 (4), 189-198. https://doi.org/10.1097/DER.0000000000000360

Belsito, D. V. & Frosch, P. J. (2015). "Contact Dermatitis". Springer. https://doi.org/10.1007/978-3-319-12919-6

Beyer, K. & Sampson, H. A. (2002). "Food Allergy: A Review and Update". *Journal of Allergy and Clinical Immunology*, 110 (3), 300-308. https://doi.org/10.1067/mai.2002.127409

Bielory, L., Delgado, L. & Katelaris, C. H. (2012). "ICON: Diagnosis and Management of Allergic Conjunctivitis". *World Allergy Organization Journal*, 6 (1), 1-20.

Bock, S. A. & Muñoz-Furlong, A. (2010). "Anaphylaxis: Risk Factors for Severe Reactions". *Journal of Allergy and Clinical Immunology*, 126 (4), 902-904. https://doi.org/10.1016/j.jaci.2010.07.029

Bonini, S. (2004). "Atopic Keratoconjunctivitis". *Allergy*, 59 (s78), 71-73.

Bousquet, J. & Agache, I. (2018). "The Allergy Epidemic: A Global Problem". *Allergy*, 73 (4), 746-748. https://doi.org/10.1111/all.13365

Bousquet, J., Hellings, P. W. & Agache, I. (2016). *The Global Asthma Report 2016*. Global Initiative for Asthma (GINA).

Bousquet, J., Khaltaev, N., Cruz, A. A., Denburg, J., Fokkens, W. J., Togias, A., ... & Zuberbier, T. (2008). "Allergic Rhinitis and its Impact on Asthma (ARIA) 2008 Update". *Allergy*, 63(Suppl 86), 8-160.

Bousquet, J., Schünemann, H. J., Togias, A., Bachert, C., Canonica, G. W., Meltzer, E. O., ... & Zuberbier, T. (2020). "Allergic Rhinitis and its Impact on Asthma (ARIA) Phase 4 (2018):

Change Management in Allergic Rhinitis and Asthma Multimorbidity Using Mobile Technology". *Journal of Allergy and Clinical Immunology*, 145 (1), 70-80.e3.

Bousquet, J., Schünemann, H. J., Togias, A., Erhola, M., Hellings, P. W., Zuberbier, T., ... & Agache, I. (2019). "Next-generation Allergic Rhinitis and its Impact on Asthma (ARIA) Guidelines for Allergic Rhinitis based on Grading of Recommendations Assessment, Development and Evaluation (GRADE) and Real-World Evidence". *Journal of Allergy and Clinical Immunology*, 145 (1), 70-80.e3.

Brown, S. G. A. (2004). "Clinical Features and Severity Grading of Anaphylaxis". *Journal of Allergy and Clinical Immunology*, 114 (2), 276-279. https://doi.org/10.1016/j.jaci.2004.04.026

Brożek, J. L., Bousquet, J., Baena-Cagnani, C. E., Bonini, S., Canonica, G. W., Casale, T. B., ... & Schünemann, H. J. (2010). "Allergic Rhinitis and its Impact on Asthma (ARIA) Guidelines: 2010 Revision". *Journal of Allergy and Clinical Immunology*, 126 (3), 466-476.

Cochrane, D. A. & Hughes, R. S. (2015). "Common Myths in Allergic Rhinitis Management". *Journal of Clinical Immunology*, 35 (3), 235-239. https://doi.org/10.1007/s10875-015-0167-9

Cohen, D. E. & Goh, C. L. (2019). "Contact Dermatitis: An Overview of Causes, Diagnosis, and Treatment". *Journal of the American Academy of Dermatology*, 80 (4), 983-993. https://doi.org/10.1016/j.jaad.2018.07.011

Cohen, D. E. & Lee, W. R. (2012). "Contact Dermatitis: Diagnosis and Management". *International Journal of Dermatology*, 51 (6), 640-648. https://doi.org/10.1111/j.1365-4632.2012.05789.x

Du Toit, G., Roberts, G., Sayre, P. H., Bahnson, H. T., Radulovic, S., Santos, A. F., ... & Lack, G. (2015). "Randomized Trial of Peanut Consumption in Infants at Risk for Peanut Allergy". *The New England Journal of Medicine*, 372 (9), 803-813.

Eichenfield, L. F., Tom, W. L., Berger, T. G., Krol, A., Paller, A. S., Schwarzenberger, K., ... & Elmets, C. A. (2014). "Guidelines of Care for the Management of Atopic Dermatitis: Section 2. Management and Treatment of Atopic Dermatitis with Topical Therapies". *Journal of the American Academy of Dermatology*, 71 (1), 116-132.

Eichenfield, L. F., Tom, W. L., Chamlin, S. L., Feldman, S. R., Hanifin, J. M., Simpson, E. L., ... & Sidbury, R. (2014). "Guidelines of Care for the Management of Atopic Dermatitis: Section 1. Diagnosis and Assessment of Atopic Dermatitis". *Journal of the American Academy of Dermatology*, 70 (2), 338-351.

Fauquert, J. L., Jedrzejczak-Czechowicz, M., Rondon, C., Calderón, M. & Kowalski, M. L. (2017). "Conjuntivitis alérgica: presentación clínica, patogénesis y manejo". *Revista de Alergia e Inmunología Clínica*, 29 (2), 75-85.

Flohr, C., Perkin, M. R., Logan, K., Marrs, T., Radulovic, S., Campbell, L. E., ... & Strachan, D. P. (2016). "Atopic Dermatitis and the Introduction of Allergenic Foods to the Diet: A Systematic Review". *The Journal of Allergy and Clinical Immunology*, 137 (5), 1397-1416.

Fokkens, W. J., Lund, V. J., Hopkins, C., Hellings, P. W., Kern, R., Reitsma, S., ... & Toppila-Salmi, S. (2020). "European Position Paper on Rhinosinusitis and Nasal Polyps 2020". *Rhinology. Supplement*, 29, 1-464.

Galli, S. J. & Tsai, M. (2012). "IgE and Mast Cells in Allergic Disease". *Nature Medicine*, 18 (5), 693-704. https://doi.org/10.1038/nm.2755

Giménez-Arnau, A., DeMontojoye, L., Aygören-Pürsün, E., Constantinescu, C. & Knulst, A. (2021). "The Patient Perspective on the Management of Chronic Urticaria: A Systematic Review". *Allergy*, 76 (5), 1351-1368.

Global Allergy and Asthma European Network (GA2LEN). (2016). "European Academy of Allergy and Clinical Immunology

(EAACI) Guidelines on the Management of Allergic Diseases". European Journal of Allergy and Clinical Immunology, 71 (3), 139-160. https://doi.org/10.1111/all.12649

Global Initiative for Asthma (GINA). (2023). *Global strategy for asthma management and prevention* (GINA Report).

Golden, D. B. K. & Mofidi, S. (2006). "Anaphylaxis in the United States: Epidemiology and Clinical Impact". *The Journal of Allergy and Clinical Immunology*, 118 (5), 1029-1034. https://doi.org/10.1016/j.jaci.2006.06.042

González-Díaz, S. N., Arias-Cruz, A., Gómez-Bello, R. & Canseco-Ávila, L. M. (2015). "Guía mexicana para el diagnóstico y el tratamiento de la urticaria". *Revista Alergia México*, 62 (3), 223-243.

Gould, H. J. & Sutton, B. J. (2008). "IgE in Allergy and Asthma". *Annual Review of Immunology*, 26, 213-244. https://doi.org/10.1146/annurev.immunol.26.021607.090301

Greaves, M. W. (2000). "Chronic Urticaria in Childhood". *Allergy*, 55 (4), 309-320.

Hargreave, F. E. & O'Byrne, P. M. (2014). "Diagnosis and Management of Asthma". En: S. T. Holgate, J. Bousquet & M. L. L. O'Byrne (Eds.), *Asthma* (pp. 1-24). Springer. https://doi.org/10.1007/978-3-642-29703-0_1

Holgate, S. T. & Polosa, R. (2008). "The Mechanisms, Diagnosis, and Management of Severe Asthma in Adults". *The Lancet, 372* (9643), 808-819. https://doi.org/10.1016/S0140-6736(08)61622-X

International Contact Dermatitis Research Group (ICDRG). (2021). "Standard Patch Testing Methods and Protocols for Diagnosing Allergic Contact Dermatitis". *Contact Dermatitis*, 84 (3), 121-129. https://doi.org/10.1111/cod.13723

James, W. D. & Berger, T. G. (2015). "Dermatology". Elsevier Health Sciences.

Khor, Y. H., & Lee, S. L. (2022). "Immunopathogenesis of Allergic Asthma". *Current Opinion in Immunology, 74,* 32-39. https://doi.org/10.1016/j.coi.2021.11.010

Kozel, M. M., Mekkes, J. R., Bossuyt, P. M. & Bos, J. D. (2001). "Natural Course of Physical and Chronic Urticaria and Angioedema in 220 Patients". *Journal of the American Academy of Dermatology, 45* (3), 387-391.

La Rosa, M., Lionetti, E., Reibaldi, M., Russo, A., Longo, A., Leonardi, S. & Reibaldi, A. (2013). "Allergic Conjunctivitis: A Comprehensive Review of the Literature". *Italian Journal of Pediatrics, 39* (1), 1-8.

Lack, G. & Fox, D. (2008). "Food Allergies in Children: Myths and Facts". *Pediatrics, 122* (2), 465-472. https://doi.org/10.1542/peds.2008-0797

Langan, S. M., Irvine, A. D. & Weidinger, S. (2020). "Atopic Dermatitis". *The Lancet, 396* (10247), 345-360.

Leff, A. R. & Metcalfe, D. D. (2002). "Mechanisms of Asthma: Bronchoconstriction and Inflammation". *American Journal of Respiratory and Critical Care Medicine, 166* (5), 709-713. https://doi.org/10.1164/rccm.2105039

Leonardi, A., Bogacka, E., Fauquert, J. L., Kowalski, M. L., Groblewska, A., Jedrzejczak-Czechowicz, M., ... & Delgado, L. (2012). "Ocular Allergy: Recognizing and Diagnosing Hypersensitivity Disorders of the Ocular Surface". *Allergy,* 67 (11), 1327-1337.

Lichtenstein, L. M. & Smith, W. (2007). "The Clinical Approach to Food Allergy". En: P. J. McKay, A. M. Greenwald, & D. M. Greenwald (Eds.), *Allergic diseases: Diagnosis and treatment.* (pp. 57-74). McGraw-Hill.

Lieberman, P. & Nicklas, R. A. (2005). Anaphylaxis—A Practice Parameter Update. *The Journal of Allergy and Clinical Immunology, 115* (3), 495-500. https://doi.org/10.1016/j.jaci.2005.12.1093

López-Serrano, M. F. & Sánchez-Machín, I. (2017). "Myths and Misconceptions in Allergy: Facts vs. Fiction". *Journal of Asthma and Allergy, 10*, 111-118. https://doi.org/10.2147/JAA.S137070

Maurer, M., Weller, K., Bindslev-Jensen, C., Giménez-Arnau, A., Bousquet, P. J., Bousquet, J., ... & Zuberbier, T. (2011). "Unmet Clinical Needs in Chronic Spontaneous Urticaria. A GA²LEN Task Force Report". *Allergy, 66* (3), 317-330.

Maziak, W. & Makhoul, R. (2016). *Global Asthma Report 2016.* Global Initiative for Asthma.

Meltzer, E. O., Blaiss, M. S., Derebery, M. J., Mahr, T. A., Gordon, B. R., Sheth, K. K., ... & Wingertzahn, M. A. (2009). "Burden of Allergic Rhinitis: Results from the Pediatric Allergies in America Survey". *Journal of Allergy and Clinical Immunology, 124* (3), S43-S70.

Mims, J. W. (2015). "Asthma: Definitions and Pathophysiology". *International Forum of Allergy & Rhinology, 5* (1), S2-S6. https://doi.org/10.1002/alr.21502

Murray, C. J. & Lopez, A. D. (2013). "The Global Burden of Disease Study 2010: A Systematic Analysis of Global Mortality and Disability". *The Lancet, 380* (9859), 2095-2128. https://doi.org/10.1016/S0140-6736(12)61689-4

Murray, L. (2019). "Anaphylaxis in Children and Adults: A Review of Clinical Management and Emerging Therapies". *Current Opinion in Allergy and Clinical Immunology, 19* (4), 274-280. https://doi.org/10.1097/ACI.0000000000000526

Naldi, L., & Gallus, S. (2007). "Epidemiology of Contact Dermatitis". *Dermatitis, 18* (1), 3-8. https://doi.org/10.2310/6620.2007.07016

National Asthma Education and Prevention Program (NAEPP). (2020). *Expert Panel Report 3: Guidelines for the Diagnosis and Management of Asthma.* U.S. Department of Health and Human Services.

Ono, S. J. & Abelson, M. B. (2005). "Allergic Conjunctivitis: Update on Pathophysiology and Prospects for Future Treatment". *Journal of Allergy and Clinical Immunology*, 115 (1), 118-122.

Pawankar, R. & Canonica, G. W. (2013). "Allergic Diseases and Asthma: A Global Public Health Issue". *World Allergy Organization Journal*, 6 (1), 1-12. https://doi.org/10.1186/1939-4551-6-1

Perkin, M. R., Logan, K., Tseng, A., Raji, B., Ayis, S., Peacock, J. L., ... & Flohr, C. (2016). "Enquiring About Tolerance (EAT) Study: A Randomized Trial of the Early Introduction of Allergenic Foods to Prevent Food Allergy". *The Journal of Allergy and Clinical Immunology*, 137 (5), 1301-1310.

Perkin, M. R., Logan, K., Tseng, A., Raji, B., Ayis, S., Peacock, J. L., ... & Flohr, C. (2016). "Randomized Trial of Introduction of Allergenic Foods in Breast-Fed Infants". *The New England Journal of Medicine*, 374 (18), 1733-1743.

Peters, S. P. & McFadden, E. R. (2004). "The Pathophysiology of Asthma: Airway Inflammation and Bronchial Hyperresponsiveness". *Immunology and Allergy Clinics of North America*, 24 (1), 1-19. https://doi.org/10.1016/j.iac.2003.08.001

Powell, R. J., Leech, S. C., Till, S., Huber, P. A., Nasser, S. M., Clark, A. T. & British Society for Allergy and Clinical Immunology. (2015). "BSACI Guideline for the Management of Chronic Urticaria and Angioedema". *Clinical & Experimental Allergy*, 45 (3), 547-565.

Pumphrey, R. (2000). "Fatal Anaphylaxis". *Journal of Allergy and Clinical Immunology*, 106 (6), 1126-1130. https://doi.org/10.1067/mai.2000.109404

Ring, J., Alomar, A., Bieber, T., Deleuran, M., Fink-Wagner, A., Gelmetti, C., ... & Schäfer, T. (2012). "Guidelines for Treatment of Atopic Eczema (Atopic Dermatitis) Part I". *Journal of the European Academy of Dermatology and Venereology*, 26 (8), 1045-1060.

Rosario, N. & Bielory, L. (2011). "Epidemiology of Allergic Conjunctivitis". *Current Opinion in Allergy and Clinical Immunology*, 11 (5), 471-476.

Sampson, H. A., Munoz-Furlong, A., Campbell, R. L. & Adkinson, N. F. (2006). "Second Symposium on the Definition and Management of Anaphylaxis: Summary Report—Second National Institute of Allergy and Infectious Diseases/ Food Allergy and Anaphylaxis Network Symposium". *The Journal of Allergy and Clinical Immunology*, 117 (2), 391-397. https://doi.org/10.1016/j.jaci.2005.12.1301

Sánchez-Borges, M., Asero, R., Ansotegui, I. J., Baiardini, I., Bernstein, J. A., Canonica, G. W., ... & Zuberbier, T. (2017). "Diagnosis and Treatment of Urticaria and Angioedema: A Worldwide Perspective". *World Allergy Organization Journal*, 5 (11), 125-147.

Sánchez-Borges, M., Capriles-Hulett, A. & Caballero-Fonseca, F. (2002). "The Role of Physical Factors in the Exacerbation of Chronic Urticaria". *Journal of Allergy and Clinical Immunology*, 109 (3), 462-467.

Scadding, G. K., Durham, S. R., Mirakian, R., Jones, N. S., Leech, S. C., Farooque, S., ... & Clark, A. T. (2008). "BSACI Guidelines for the Management of Allergic and Non-Allergic Rhinitis". *Clinical & Experimental Allergy*, 38 (1), 19-42.

Shao, L. & Wang, X. (2016). "Patch Testing and its Role in the Diagnosis of Contact Dermatitis". *British Journal of Dermatology*, 175 (4), 687-698. https://doi.org/10.1111/bjd.14652

Sidbury, R., Davis, D. M., Cohen, D. E., Cordoro, K. M., Berger, T. G., Bergman, J. N., ... & Elmets, C. A. (2014). "Guidelines of Care for the Management of Atopic Dermatitis: Section 3. Management and Treatment with Phototherapy and Systemic Agents". *Journal of the American Academy of Dermatology*, 71 (2), 327-349.

Silverberg, J. I., Barbarot, S., Gadkari, A., Simpson, E. L., Weidinger, S., Weiss, S. C., ... & Eckert, L. (2021). "Atopic Dermatitis in the Pediatric Population: A Cross-Sectional, International Epidemiologic Study". *Annals of Allergy, Asthma & Immunology*, 126 (4), 417-428.

Simons, F. E. R. & Ardusso, L. R. F. (2011). "World Allergy Organization (WAO) Guidelines for the Assessment and Management of Anaphylaxis". *The Journal of Allergy and Clinical Immunology*, 127 (3), 1322-1333. https://doi.org/10.1016/j.jaci.2010.12.1112

Simons, F. E. R. & Sampson, H. A. (2015). "Anaphylaxis: A Critical Review of the Epidemiology, Risk Factors, and Preventive Strategies". *Current Opinion in Allergy and Clinical Immunology*, 15 (3), 207-213. https://doi.org/10.1097/ACI.0000000000000155

Sociedad Española de Inmunología Clínica, Alergología y Asma Pediátrica. (2020). *Guía de dermatitis atópica*. Consenso de la Sociedad Española de Inmunología Clínica, Alergología y Asma Pediátrica.

Uter, W., & Aalto, K. (2019). "The Role of Patch Testing in the Diagnosis of Contact Dermatitis: A Review of Techniques and Methodology". *Clinical and Experimental Dermatology*, 44 (8), 899-906. https://doi.org/10.1111/ced.14080

Valero, A., & Mullol, J. (2018). "Actualización del manejo de la rinitis alérgica. Guías GEMA y MACVIA-ARIA". *Revista de Rinología*, 19 (1), 15-22.

Wahn, U., & Akdis, C. A. (2011). "Allergic Diseases and the Hygiene Hypothesis". *Journal of Allergy and Clinical Immunology*, 128 (4), 743-753. https://doi.org/10.1016/j.jaci.2011.06.037

Wallace, D. V., Dykewicz, M. S., Bernstein, D. I., Blessing-Moore, J., Cox, L., Khan, D. A., ... & Lang, D. M. (2008). "The Diagnosis and Management of Rhinitis: An Updated Practice Parameter". *Journal of Allergy and Clinical Immunology*, 122 (2), S1-S84.

Warshaw, E. M., & Belsito, D. V. (2014). "Diagnosis and Management of Allergic Contact Dermatitis". *American Journal of
Clinical Dermatology, 15* (6), 429-442. https://doi.org/10.1007/
s40257-014-0079-3

Weidinger, S., Beck, L. A., Bieber, T., Kabashima, K., & Irvine,
A. D. (2018). "Atopic Dermatitis". *Nature Reviews Disease
Primers, 4* (1), 1.

Wollenberg, A., Barbarot, S., Bieber, T., Christen-Zaech, S., Deleuran, M., Fink-Wagner, A., ... & Ring, J. (2018). "Consen-
sus-Based European Guidelines for Treatment of Atopic
Eczema (Atopic Dermatitis) in Adults and Children: Part
I". *Journal of the European Academy of Dermatology and Venereology, 32* (5), 657-682.

Wood, R. A., & Sicherer, S. H. (2018). "Anaphylaxis and Food
Allergy". *The Journal of Allergy and Clinical Immunology, 141*
(4), 1417-1422. https://doi.org/10.1016/j.jaci.2018.01.033

Zuberbier, T., Abdul Latiff, A. H., Abuzakouk, M., Aquilina, S.,
Asero, R., Baker, D., ... & Vestergaard, C. (2021). "The International EAACI/GA²LEN/EuroGuiDerm/APAAACI Guideline
for the Definition, Classification, Diagnosis, and Management of Urticaria". *Allergy, 77* (3), 734-766.

Zuberbier, T., Asero, R., Bindslev-Jensen, C., Canonica, G. W.,
Church, M. K., Giménez-Arnau, A., ... & Maurer, M. (2009).
"EAACI/GA²LEN/EDF/WAO Guideline: Definition, Classifi-
cation and Diagnosis of Urticaria". *Allergy, 64* (10), 1417-1426.

AGRADECIMIENTOS

A mis padres, por ser mi primer hogar, mi refugio y mi mayor inspiración. Por enseñarme con su amor y ejemplo el valor de la dedicación, la paciencia y la empatía. Por cada sacrificio silencioso y cada palabra de aliento que me ha llevado hasta aquí. Este libro también es suyo.

Gracias a todas las personas que de una u otra forma estuvieron involucradas en este libro: Danielito, Tati y el equipo de TZL, Nati, mi editora estrella, mis amigos, mi colega de revisión, Naty A., y a Juli Suárez por su ayuda.

«Para viajar lejos no hay mejor nave que un libro».

EMILY DICKINSON

Gracias por tu lectura de este libro.

En **penguinlibros.club** encontrarás las mejores
recomendaciones de lectura.

Únete a nuestra comunidad y viaja con nosotros.

penguinlibros.club

Penguin
Random House
Grupo Editorial

penguinlibros